ていねいな保健統計学

第 2 版

著
白戸亮吉，鈴木研太

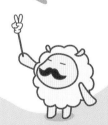

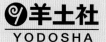

第2版のはじめに

『ていねいな保健統計学 第2版』を手に取っていただき，ありがとうございます．**本書は統計学の土台となる考え方の道筋を「ていねい」に示した教科書です．**

　著者らは医療系大学で保健統計学の教育に携わっています．教育を行っていくなかで感じたことは，統計学の入門書とされる本の多くが，数式の意味や使用法を適切に読み取る力を要求しているため，初学者には難しいということです．そのため，**数式をできるだけ使わず，統計学の基本的な考え方を伝える本**をまとめようと考えました．

　本書では，基礎的な内容の解説に多くのページを割いています．特にデータの中心を表わす平均値，バラツキを示す標準偏差などについてしっかり理解することで，全体的な理解が深まると考え，これらの解説に注力しました．数学を苦手に感じる方にもわかりやすい内容になったと自負しています．

　また，保健統計学は「公衆衛生学」，「疫学」，「看護研究」など多くの科目にかかわる学問です．これらの授業にも活用できる教科書とし，**看護師・保健師国家試験にも対応**させました．本書を読み進めていくことで，過去の国家試験問題と少し異なる問題についても正解の理由を説明できるようになります．

　おかげさまで，本書は多くの教育機関で採用いただいており，より新しい情報をお伝えするため，第5・6章の統計を更新した第2版を出版することとなりました．第1～4章についても内容を見直し，より正確な記述となるように修正を加えました．本書の刊行にあたり，ご尽力をいただきました担当編集者の中川由香様，内容の理解を後押しするイラストを作成していただきました足達 智様，ご協力をいただきましたすべての関係者の方々にこの場をお借りして心より感謝の意を表します．本書が，統計学を学ぶすべての方の力となることを，ここ埼玉県毛呂山の地より祈っております．

2022年10月

白戸亮吉
鈴木研太

目次概略

統計学で扱うデータにはどの
ようなものがあって，どのよ
うに整理するのかを考えます．

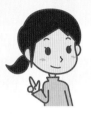

1・2章の応用です．
- 得られた一部のデータから
  全体の値を推測する方法
- 得られたデータに対して仮
  説を立てて，それが正しい
  かどうかを検定する方法
について考えます．

看護師・保健師国家試験に
もよく出題されている人口統
計，保健統計調査について解
説しています．日本で行われ
ている保健にかかわる統計調
査の種類と実態を学びます．

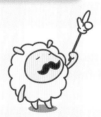

目次

2章　2種類のデータの関係性

1. 相関

2. 回帰

3章　検定の基礎

1. 推定と検定

2. t検定
～差があるの，ないの!? 2つのデータ間の違いを検出!

4章　検定の応用

1. 順序があるデータの検定
～満足度の比較など，順序が大切な検定はおまかせ!

2. 分類されたデータの検定
～男女の比較など，分類されたデータの検定はおまかせ!

5章 人口統計

1. 人口静態統計
～どのような人が何人いるのかを調べて，社会の課題解決に役立てる！　111

2. 人口動態統計
～出生・死亡などの状況について調べる！日本人の三大死因って何の病気？　126

6章　保健統計調査

■正誤表・更新情報

https://www.yodosha.co.jp/textbook/book/7093/index.html

本書発行後に変更，更新，追加された情報や，訂正箇所のある場合は，上記のページ中ほどの「正誤表・更新情報」を随時更新しお知らせします．

■お問い合わせ

https://www.yodosha.co.jp/textbook/inquiry/other.html

本書に関するご意見・ご感想や，弊社の教科書に関するお問い合わせは上記のリンク先からお願いします．

ていねいな
保健統計学
第 2 版

1. データの種類と代表値

統計学で料理する素材，それはデータ！ まずは素材を知ることから

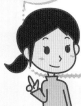

- データの種類と特徴を理解しよう

- 代表値とバラツキを示す指標の求め方，使い方を理解しよう

重要な公式

- 平均値

$$平均値 = \frac{データの値の合計}{データの数}$$

- 分散

$$分散 = \frac{偏差の2乗の合計}{データの数}$$

- 偏差

$$偏差 = データの値 - 平均値$$

- 標準偏差

$$標準偏差 = \sqrt{分散}$$

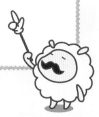

重要な統計用語

代表値

データの分布の中心を表す値で，データの特徴や傾向を示している．最頻値，中央値，平均値などがある．

バラツキ（散布度）

データの分布の状況を表す値．つまりバラツキ（散らばり）具合を示す．分位数，分散，標準偏差などがある．

平均値

平均ともいう．代表値の一つ．すべてのデータの値の合計を，データの数で割った値．

偏差

それぞれのデータの値と平均値との差（平均値からのずれ）を指す．「データの値−平均値」を計算することで，それぞれのデータの偏差を求めることができる．

分散

それぞれのデータの値と平均値との差（＝偏差）を2乗した値の合計を，データの数で割った値．データのバラツキ（散らばり）具合を示す指標の一つ．

標準偏差

$\sqrt{分散}$（分散の平方根）．データのバラツキ（散らばり）具合を示す数値の一つで，「平均値±標準偏差」はデータのまとめによく使われる．

1. データには種類がある！

統計学[*]はデータ[*]の扱い方を研究する学問です．看護では，多くの
データを扱います．体温，脈拍，血圧の測定はもちろんですが，人々
の健康状態を評価したり，健康に効果がある方法はどの方法なのか，
自分たちの行う保健活動が本当にベストなものなのかを，データを
使って調べたりします[※1]．統計学を学ぶためには，最初にどのような
データの種類があるのかを理解する必要があります．

● 統計学 = statistics
● データ = data

※1 看護の実践や研究には統計学が必要
不可欠といえます．ナイチンゲールも統計
学が得意でした（→ p37 COLUMN）．

▶ データの分類

データはまず大きく2つの種類に分けることができます．1つ目は
質的データ，2つ目は量的データです（表1-1）．

表1-1 データの分類

	尺度分類	特徴	例	情報量
質的データ	名義尺度（カテゴリーデータ）	分類のみ可	血液型，色，性別	少
	順序尺度（順位データ・順序データ）	順序，大小あり	容器サイズ，服のサイズ	↑
量的データ（数量データ）	間隔尺度（間隔データ）	間隔が一定	西暦，時刻	↓
	比率尺度（比例データ）	比率が一定	年齢，年収，身長，体重	多

質的データは，性質で表されるデータや大小で表されるデータが含
まれます．例えば，性質を表す血液型（A型，B型，AB型，O型）
や，カフェで注文するコーヒーの大小のサイズ（Sサイズ，Mサイズ，
Lサイズ）などは質的データとしてとらえることができます．

一方，**量的データ**（数量データ）は，等間隔の数値で大小が表され
るデータが含まれます．例えば，暦（西暦2018年など）や，年齢（10
歳，20歳，30歳など）は量的データとしてとらえることができます．
等間隔というのは，例えば，10歳と20歳，20歳と30歳では年齢差
が同じ（10歳分）ということです．単に大きい小さいというだけで
なく，どのくらいの差があるのかを数値で示すことができるデータを
指します．

次に，それぞれのデータの細かな分類をみていきましょう[※2]．

質的データ
性質（血液型など）や大小（コーヒーのサイズなど）のデータ

量的データ
等間隔の数値で大小が表せる（年齢など）データ

※2 質的データと量的データはそれぞれ
2つに分類することができます（表1-1）．
質的データは，名義尺度と順序尺度，**量的
データ**は，間隔尺度と比率尺度でとらえる
データに分類できます．

▶ 名義尺度（カテゴリーデータ）

　名義尺度は，単純な区別や分類の考え方であり，名前や記号などの分け方になります．なお，カテゴリー（category）とは分類を意味します．

　血液型はA，B，AB，Oの4種に分類できます．この血液型のデータのなかでは，AがBより大きい，あるいは，ABがOより小さい，などというような大小関係や順序関係はありません．しかしAは，B，AB，Oのどれでもないということはいえます．つまり，カテゴリーデータは文字（名前，名義）の情報しかもたないが，分類は可能であるデータであるといえます．性別（男，女）なども名義尺度でとらえるデータに含まれます．

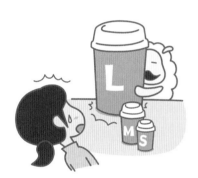

▶ 順序尺度（順位データ・順序データ）

　コーヒーを注文したとき，S，M，Lのカップに入っているコーヒーの量はSよりMが多く，MよりLが多いという順序（順位，順番）があります．しかし，コーヒーの量にどのくらい差があるかは店員さんに聞くなどしないかぎりハッキリしません．例えば，MはSの1.5倍の量かもしれませんし，2倍の量かもしれません．MはSの1.5倍の量で，LはSの2倍の量なのかもしれません．

　このように，順序尺度では，順番はわかるけれども，どのくらいの差があるのかを数値で示すことはできません．例えば看護では，入院患者の満足度調査で，満足，ほぼ満足，普通，やや不満，不満の5段階から選んでもらう場合などがあります．順序に意味があるのが順序尺度です．

▶ 間隔尺度（間隔データ）

　暦（カレンダー）をイメージしてください．1月の1日，2日，3日

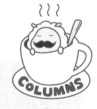

血液型は何尺度？

　ABO式血液型は，赤血球膜の凝集原とよばれる抗原の種類によって分類されています．ABO式のほか，Rh式，MN式の血液型でも名義尺度を用います（カテゴリーデータ）．

を比べた場合，2日は1日の後，3日は2日の後であり，順序があります．それに加えて，間隔を数値で表すことができます．1日と2日の間，2日と3日の間は等間隔で，ともに1日分の差があります．このような順序と間隔に意味があるのが**間隔尺度**です．

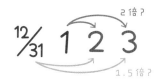

●間隔尺度＝距離尺度

しかし，ここで一つ注意することがあります．2日は1日より1日分進んでいて，3日は1日より2日分進んでいますが，これは倍の間隔と言ってもよいのでしょうか．確かに，1月1日を基準とした場合は1日間と2日間で倍の差があると言えるでしょう．しかし，12月31日を基準とした場合はどうなるでしょうか．2日は2日分，3日は3日分となり，1.5倍の差があることになってしまいます．このように，間隔尺度では，絶対的な基準が定まっていないため，基準をどこにおくかでその比率が変わってしまいます．

▶ 比率尺度（比例データ）

人間の年齢を表したとき，10歳と20歳，20歳と30歳では年齢差が等間隔でどちらも10歳分となります．それに加えて，生まれた日が0歳という絶対的な基準があるので，こちらの場合，30歳は20歳より年上ですし，1.5倍の年齢といっても問題ありません．

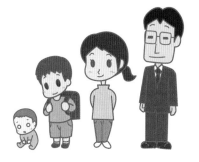

●比率尺度＝比例尺度，比尺度

このような，間隔尺度と同じような性質をもっていて，かつ絶対的な零点や原点があるのが**比率尺度**となります．身長，体重，血圧値，生化学検査値なども比率尺度を用います．

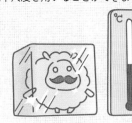

温度とデータの種類

温度は種類によってデータの分類が異なります．

日本で一般的に使われているセルシウス温度（摂氏）は1気圧で水が氷になる温度を0℃，水が沸騰する温度を100℃としています．一方，ファーレンハイト温度（華氏）ではそれぞれ32°Fと212°Fとなります．これは，水が液体である温度の範囲を100等分する場合と180等分（212－32＝180になりますね）する場合の分け方の違いですので，0℃または0°Fが絶対的な基準ではないということがわかります．このため，これらは一般的には間隔尺度を用います．

一方，絶対温度（熱力学温度）は，分子の熱運動が停止する絶対零度を基準に定め，0 K（ゼロ ケルビン）としています．すなわち，絶対的な基準をもつ絶対温度は，比率尺度を用いることができます．

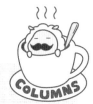

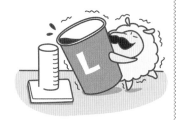

advance

情報が多いデータは少ないデータに変換できる

これまで4つの尺度とデータの種類について，それぞれの特徴を説明してきました（表1-1）．これらの4種は，名義尺度＜順序尺度＜間隔尺度＜比率尺度の順に情報量が多くなっています．そのため，情報が多いデータを少ないデータに変換することが可能です．

例えば，5名の100 m走のタイムを計った場合，スタートを絶対的な基準として，比率尺度によって何秒かかったというデータを得ることができます．そのデータを時間が短いものから長いものに並べ替えることで，順序尺度によって1～5位のデータとして扱えるようになります．

逆に，情報が少ないデータを多いデータに変換するためには，新たにデータをとらなければなりません．コーヒーのS，M，Lは順序尺度によるものですが，このデータを比率尺度で扱うためには，中のコーヒーをメスシリンダーで量って体積（mL）のデータを得る必要があります．

2. データの特徴を表す値

● 要約統計量＝記述統計量

データはそのままでは記号や数値の集まりですが，全体の特徴をつかむことができる指標があるのです．**要約統計量**といって，2種類あります．

1つ目は**代表値**です．後ほど詳しく説明しますが，最頻値，中央値，平均値など，データの分布の中心を表す値で，データの特徴や傾向を反映する値といえます．2つ目は**バラツキ（散布度）**です．分位数，標準偏差，分散など，データの分布の状況を表す値，つまりバラツキ（散らばり）具合を示す値です．

3. 代表値の仲間たち

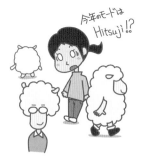

▶ 最頻値（モード）

※3　最頻値を表す英語，mode（モード）には「流行」という意味があります．よく見る（最頻）ものは流行しているというわけですね．

代表値の一つである**最頻値**※3は，データ群のなかで最も頻度が高い値，つまり最も多い値です．表1-2に年収のデータを示しました．分類A～Fのなかで最頻値はどれになるでしょうか．——これは，人数が一番多いものを選べばよいので「B」となります．

● 名義尺度　→表1-1

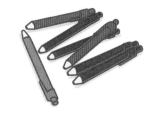

分類A～Fは年収の多さを表す順序尺度ですが，最頻値は名義尺度でも示すことができます．例えば，机の中にあるボールペンの数が黒4本，赤2本，青1本であれば，最頻値は一番本数の多い「黒」ということになります．

量的データの場合も，最も頻度が高い値（最も出現回数が多い数値）

表1-2　年収のデータ

分類	年収（万円）	人数（人）
A	0～199	5
B	200～399	10
C	400～599	4
D	600～799	3
E	800～999	2
F	1000以上	1
		計25

● 度数分布表（→1章2-1）で表しています．

が最頻値となります．

▶中央値

　代表値の一種である**中央値**は，データを大きさの順に並べたとき，順番がちょうど真ん中になるデータの分布の中央の値です．表1-2全体を見た場合，データは25人分，すなわち25個あるため，中央にあるデータは端から13番目で，この値が中央値となります．分類A～Fでみた場合，13番目は分類Bに入るため，中央値は「B」となります．

● 中央値＝メディアン，中位数，median

　もう少し詳しくみてみましょう．表1-3に25名の年収の数値を示しました．

表1-3　年収のデータ（詳細）

分類		年収（万円）	分類		年収（万円）
A	①	0	C	⑯	407
	②	18		⑰	423
	③	30		⑱	451
	④	95		⑲	519
	⑤	101	D	⑳	671
B	⑥	212		㉑	690
	⑦	224		㉒	765
	⑧	233	E	㉓	899
	⑨	256		㉔	913
	⑩	270	F	㉕	2130
	⑪	271			
	⑫	285			
	⑬	320			
	⑭	377			
	⑮	386			

値が小さい順に①～㉕の番号をふっています．

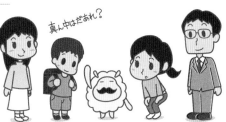

真ん中はだあれ？

年収の数値でみた場合の中央値は，13番目の「320」ですね．

分類Cのなかだけでみた場合，分類Cの中央値はいくつになるでしょうか．分類Cのデータは4個で偶数のため中央のデータが存在しません．この場合は，2番目（423）と3番目（451）の中間の値（2.5番目の値）を中央値とします．したがって分類Cの中央値は

$$\frac{423+451}{2}=\frac{874}{2}=437$$

ということになります．また，名義尺度の場合は中央値を決めることができません．さきほどのボールペンの例では，何色が中央にあるということはいえないのです．

▶ 平均値

● 算術平均＝相加平均，arithmetic mean

これも代表値の一種です．一般的に**平均値**といった場合には**算術平均**[●]とよばれるものを指します．算術平均は，データをすべて足し合わせた数値（データの値の合計）をデータの数で割ったものです．

$$平均値 = \frac{データの値の合計}{データの数}$$

例えば，表1-3の算術平均は，すべてのデータを足してデータの個数の25で割ればよいので，

$$\frac{0+18+30+\cdots+899+913+2130}{25}=437.84$$

となります．

◉ 平均値＝中央値？

平均値はデータの中心付近の値になるイメージですが，この場合はどうでしょうか．中央値の320と比べるとずいぶんと大きな値になりましたね．データの分布が偏っている場合は，中央値と平均値のずれが大きくなる場合があります．極端に小さい値が存在すると平均値は中央値よりも小さくなり，逆に，極端に大きい値が存在すると平均値は中央値よりも大きくなります．

※4 データのなかで他のデータの値から大きく離れているものを外れ値といいます．

表1-3の場合は，**外れ値**[※4]といえるような，分類Fにあるたった1名のデータ（2130）が，全体の平均値に大きな影響を与えていることがわかります．このように平均値は外れ値の影響を大きく受ける代表値といえます[※5]．

※5 一方，最頻値，中央値は外れ値の影響を受けにくい代表値といえます．

advance

平均値の仲間たち

平均値には算術平均のほかにもいくつか種類があります．幾何平均はデータをすべて掛け合わせて，データの個数の累乗根[*6]を求めた値です．例えば，データが2，8の2個の場合の幾何平均は，2×8＝16の2乗根（平方根）で「$\sqrt{16}$」すなわち4となります．データが2，4，5の3個の場合の幾何平均は，2×4×5＝40の3乗根（立方根）で「$\sqrt[3]{40}$」です．幾何平均は，人口や経済の成長率など，データの範囲が広い場合に用いられます．

● 幾何平均＝相乗平均

※6 累乗根：同じ数の掛け算で√（ルート）のなかの数になるものをいいます．aの2乗根（平方根）は$\sqrt{a}$（$=\sqrt[2]{a}$）です．$\sqrt{a}\times\sqrt{a}=a$ですね．aの3乗根は$\sqrt[3]{a}$です．$\sqrt[3]{a}\times\sqrt[3]{a}\times\sqrt[3]{a}=a$になります．例えば4の2乗根は$\sqrt{4}=2$です．ちゃんと$2\times2=4$になっていますね．

4. バラツキ（散布度）の仲間たち

▶ 分位数

バラツキを表す指標の一つである**分位数**は，データの分布を何等分かに分けたときの数値です．よく使われるのは，データを大きさの順に並べて四等分したときの値を示す**四分位数**です[※7]．ここからは，四分位数について詳しく説明していきます．

四分位数は，データを大きさの順に並べたときに四等分する位置の値です．小さいほうから$\frac{1}{4}$（25％）の位置にある値は**第1四分位数**，$\frac{2}{4}$（50％）の位置にある値（すなわち中央の値）は**第2四分位数**（＝中央値），$\frac{3}{4}$（75％）の位置にある値は**第3四分位数**，$\frac{4}{4}$（100％）の位置にある値（すなわち最大の値）は**第4四分位数**（＝最大値）となります．

表1-3について，それぞれの四分位数の数値を実際に計算してみましょう．データの数は25個あるため，小さいほうから$\frac{1}{4}$の6.5番目が第1四分位数，$\frac{2}{4}$の13番目が第2四分位数，$\frac{3}{4}$の19.5番目が第3四分位数，$\frac{4}{4}$の25番目の値が第4四分位数となります．第1四分位数は6.5番目なので$\frac{212+224}{2}=\frac{436}{2}=218$，第2四分位数は13番目の320，第3四分位数は19.5番目なので$\frac{519+671}{2}=\frac{1190}{2}=595$，第4四分位数は25番目の2130となります[※8]．四分位数を使うとデータのバラツキ具合を表すことができます．

● 分位数＝quantile

● 四分位数＝四分位点，ヒンジ，quartile
※7 データの分布を百等分したときの値はパーセンタイル値（percentile）といいます．

● 第1四分位数＝25パーセンタイル値，Q_1
● 第2四分位数＝50パーセンタイル値，Q_2
● 第3四分位数＝75パーセンタイル値，Q_3
● 第4四分位数＝100パーセンタイル値，Q_4

※8 四分位数の求め方：中央値を求めるとき，データの個数が奇数の場合は中央の値を使いますが，偶数の場合は中央にある2つの値を平均します．第1四分位数，第3四分位数を求めるときは，中央値を除いて，同様の方法で求めます．

データの個数が奇数の場合

データの個数が偶数の場合

● 四分位数を使ってもっと表せること

最小値（**第0四分位数**）と4つの四分位数にデータをまとめることを**五数要約**とよびます．最小値と最大値の間をデータの**範囲**とよび，「最大値−最小値」で計算できます（図1-1）．

第1四分位数と第3四分位数の間は**四分位範囲**[※9]とよばれ，「第3

● 最小値＝minimum，最大値＝maximum
● 範囲＝レンジ，range
※9 四分位範囲＝interquartile range：IQR．四分位範囲の半分の値を「四分位偏差」とよび，バラツキを示す指標の一つとして中央値と同時に示す場合があります．

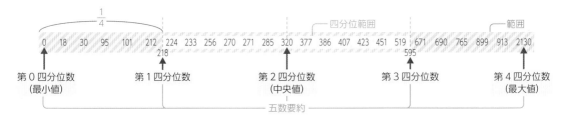

図1-1 四分位数を使って表せること（表1-3のデータを使った例）

四分位数－第1四分位数」で計算できます．**表1-3**のデータでは，範囲は $2130-0=2130$，四分位範囲は $595-218=377$ となります．

範囲の場合，調べるデータの数が多くなれば範囲も大きくなりやすく，外れ値があればその影響を大きく受けてしまいますが，四分位数はあまり影響を受けません．

▶ 分散

● 分散＝variance

※10　偏差の2乗を合計したものは偏差平方和ともいいます．

バラツキを示す指標の一つである**分散**[*] は次の式で示されます．

$$分散＝\frac{偏差の2乗の合計^{※10}}{データの数}$$

これだけだと，何を意味しているのかわかりにくいですね．順を追って説明していきましょう．

● まず，それぞれのデータのバラツキ具合をみてみよう

そもそも，バラツキとは，データの散らばり具合を示します．平均値を基準として，データ一つひとつがどれだけ基準から離れているかを示すことができれば，データの散らばり具合を示すことができそうですよね．それぞれのデータが，平均値からどのくらい離れているのか．すなわち，それぞれのデータの値と平均値との差を求めればよさそうです．その差（それぞれのデータの値から平均値を引いたもの）を**偏差**[※11] とよびます．

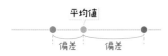

※11　「偏差（deviation）」と聞くと，偏差値を思い浮かべる人もいると思います．偏差値（standard score）は，データの平均値を50，標準偏差（後述）を10に変換した数値です．テストの偏差値70と聞くとすごそうですが，これは標準偏差2つ分も平均値から離れているということになります．このすごさは後の「1章3．代表的な確率分布」を読むと理解できると思います．

$$偏差＝データの値－平均値$$

表1-4①のデータを例にみていきましょう．まず，平均値＝$\frac{データの値の合計}{データの数}$なので，$\frac{407+423+451+519}{4}=\frac{1800}{4}=450$ となります．4つのデータそれぞれの偏差は，それぞれの「データの値－平均値」なので，$407-450=-43$，$423-450=-27$，$451-450=$

1, 519−450＝69となります．したがって，データはそれぞれ平均値から−43, −27, 1, 69だけ離れていることになります．これが，それぞれのデータの偏差です（表1-4①）．

表1-4① 偏差の計算

分類	元データ	偏差	偏差の2乗
C	407	407−450＝−43	
	423	423−450＝−27	
	451	451−450＝1	
	519	519−450＝69	
合計	1800		
平均値	450		

表1-3分類Cのデータを用いています．

● 次は全体的なバラツキ具合！

全体的なバラツキ具合を示すためには，偏差の平均値を求めるのがよさそうです．まずは偏差の合計を求めてみましょう．すると（−43）＋（−27）＋1＋69＝0となってしまいます（表1-4②）．

表1-4② 偏差の計算

分類	元データ	偏差	偏差の2乗
C	407	407−450＝−43	
	423	423−450＝−27	
	451	451−450＝1	
	519	519−450＝69	
合計	1800	0	
平均値	450	0	

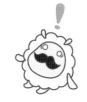

この状況を解決する簡単な方法があります．負（マイナス）の符号を消してしまえばよいのです．2乗すれば，偏差の負の符号は消えますね．それぞれの偏差の2乗は$(-43)^2＝1849$，$(-27)^2＝729$，$1^2＝1$，$69^2＝4761$となります（表1-4③）．

表1-4③ 偏差の計算

分類	元データ	偏差	偏差の2乗
C	407	407−450＝−43	1849
	423	423−450＝−27	729
	451	451−450＝1	1
	519	519−450＝69	4761
合計	1800	0	7340
平均値	450	0	1835（分散）

これなら，足し算をしてデータの数で割ることで平均値を出せそうです．この値が分散です．

$$分散 = \frac{1849 + 729 + 1 + 4761}{4} = \frac{7340}{4} = 1835$$

これで，$分散 = \dfrac{偏差の2乗の合計}{データの数}$ としてデータの散らばり具合を表現することができました[※12]．

※12 値が大きいほどバラツキが大きいことを示します．

▶ 標準偏差

しかし，2乗してしまったぶん，数値が大きくなってしまったので，まだ少しわかりにくい気もしますね．この大きさを修正したものが，バラツキを示す指標の一つである**標準偏差**です．

● 標準偏差＝standard deviation：SD

$$標準偏差 = \sqrt{分散}$$

表1-4③の場合は分散が1835なので，標準偏差は$\sqrt{1835} \fallingdotseq 42.8$となります．2乗して大きくしてしまった数値の平方根をとって「データ一つひとつがどれだけ平均から離れているかの平均」のような数値を示そうというわけです．量的データの特徴を表すため「平均値±標準偏差」を示す例が論文などでは多くみられます[※13]．

● 量的データ　→表1-1
● 平均値±標準偏差＝mean±SD
※13　標準偏差の単位は平均値と同じになります．標準偏差も外れ値の影響を受けやすいです．

advance

変動係数

標準偏差を平均値で割った値を**変動係数**とよびます．変動係数は標準偏差が平均値に対してどのくらいの大きさなのかを示しているので，データ間のバラツキの大きさ[※14]を相対的に比較するときに使うことがあります．身長と体重のような測定単位の異なるデータのバラツキを比較できます．100を掛けて百分率で表すこともあります．

● 変動係数＝coefficient of variation：CV

※14　平均値から離れた数値が多いほど，バラツキが大きいデータといえます．

$$変動係数 = \frac{標準偏差}{平均値}$$

平均値に対して標準偏差が大きいほど，変動係数は大きくなる～！

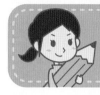

1章1.データの種類と代表値 の 練習問題

ⓐ データの分類

❶ ①〜⑥のデータは 1. 名義尺度，2. 順序尺度，3. 間隔尺度，4. 比率尺度のうちどれを用いているか，番号で答えよ．

　　①性別（男女）

　　②身長（cm）

　　③体重（kg）

　　④マラソンのタイム（時間，分，秒）

　　⑤気温（℃）

　　⑥尿糖（−，±，＋，＋＋，＋＋＋，＋＋＋＋）

❷ 前述の①〜⑥について，質的データに分類されるものを番号ですべて答えよ．

ⓑ 代表値

❶ 10人分のTシャツのサイズを示す．S，M，L，LL，3L のなかから最頻値を選べ．

　　S　S　M　M　M　M　L　L　LL　3L

❷ 15本のボールペンの色を示す．最頻値を選べ．

　　赤　青　青　黒　赤　緑　黒　緑　赤　赤　青　緑　赤　赤　黒

❸ 7名の体重（kg）のデータを示す．平均値を計算せよ．

　　47　91　54　66　48　56　58

❹ 前述❸のデータについて，中央値を計算せよ．

ⓒ 分位数

❶ 7名の大学生の年齢（歳）を示す．第1四分位数を求めよ．

　　18　18　19　20　21　21　22

❷ 前述❶のデータの75パーセンタイル値を求めよ．

ⓓ 分散

❶ 大学生4人の身長データを示す．表を利用して，分散を計算せよ（表1-4③を見て，まねをしてみてください）．

	身長	偏差	偏差の2乗
	155		
	162		
	171		
	172		
合計			
平均値			

❷ 前述❶のデータの標準偏差を計算せよ．

ⓔ 標準偏差

以下に示したデータの標準偏差を計算せよ．

10　20　30　40　50

ⓕ バラツキ（散布度）

散布度に含まれるのはどれか．

　①中央値

　②最頻値

　③相関係数

　④標準偏差

　⑤平均（算術平均）

［第105回（2019年）保健師国家試験問題（午前）30より引用］

ⓖ 代表値

代表値はどれか．2つ選べ．

　①分散

　②平均

　③最頻値

　④標準誤差

　⑤標準偏差

［第108回（2022年）保健師国家試験問題（午前）36より引用］

ⓗ 中央値

25人の体重（kg）のデータを表に示す.

| 39 |
| 42 44 |
| 47 48 |
| 50 51 54 54 |
| 56 57 57 58 |
| 60 61 61 62 63 64 |
| 66 67 67 69 |
| 70 73 |

中央値はどれか.

　①57

　②58

　③59

　④60

［第95回（2009年）保健師国家試験問題（午前）34より引用］

ⓘ 分位数

ある町の基本健康診査受診者の最高血圧の度数分布を表に示す.

低いほうから第3四分位点はどの範囲に属するか.

最高血圧（mmHg）	人数（人）
100〜109	15
110〜119	35
120〜129	90
130〜139	160
140〜149	180
150〜159	130
160〜169	80
170〜179	70
180〜189	35
190〜199	5
合計	800

　①130〜139

　②140〜149

　③150〜159

　④160〜169

［第94回（2008年）保健師国家試験問題（午前）70より引用］

ⓙ 代表値

集団に対して，ある物質の血中濃度を測定した結果を示す．

測定値	3000	250	200	150	120	100
人数	1	2	3	5	7	2

この集団を代表するのに適した数値はどれか．

①3000

②250

③200

④150

⑤100

［第96回（2010年）保健師国家試験問題（午後）23より引用］

練習問題の 解 答

ⓐ ❶ 正解：①1，②4，③4，④4，⑤3，⑥2

①の男女のように分類のみ可能なカテゴリーデータは名義尺度，②，③，④のように絶対零点のある比例データは比率尺度を用います．⑤は間隔尺度を用いますが，理由についてはp15のCOLUMNを参照してください．⑥は尿糖の検査結果ですが，－が一番少なく，＋＋＋＋が一番多量に検出されていることを示している順位のデータなので，順序尺度を用います．

❷ 正解：①，⑥

名義尺度，順序尺度を用いるものは質的データ，間隔尺度，比率尺度を用いるものは量的データとよばれます．

ⓑ ❶ 正解：M

Tシャツの枚数はそれぞれ，S：2枚，M：4枚，L：2枚，LL：1枚，3L：1枚ですので，最も多いMが最頻値となります．

❷ 正解：赤

整理すると，黒：3本，赤：6本，青：3本，緑：3本ですので，最も多い赤が最頻値となります．

❸ 正解：60（kg）

平均値は，すべてのデータの値の合計をデータの数（ここでは7個）で割ると計算できます．データの値の合計は47＋91＋54＋66＋48＋56＋58＝420，平均値＝$\frac{420}{7}$＝60（kg）となります．

❹ 正解：56（kg）

データを小さい順に並び替えると，47，48，54，56，58，66，91となります．中央の値は56なので，中央値は56（kg）です．

ⓒ ❶ 正解：18（歳）

データの中央値は20です．「中央値を除いた」データの中間が第1四分位数，第3四分位数となります．第1四分位数は18，18，19の中央の値のため，18（歳）となります．

❷ 正解：21（歳）

75パーセンタイル値は，第3四分位数と同じなので，21，21，22の中間にある21（歳）となります．

ⓓ ❶ 正解：48.5

表を完成させると，以下のようになります．まず，身長のデータをすべて足し合わせてから，データの数で割ることにより平均値を計算します．続けて，すべてのデータについて偏差と偏差の2乗を計算します．最後に，偏差の2乗の平均値を計算すれば，それが分散の値になります．

	身長	偏差	偏差の2乗
	155	$155-165=-10$	100
	162	$162-165=-3$	9
	171	$171-165=6$	36
	172	$172-165=7$	49
合計	660	0	194
平均値	165	0	48.5（分散）

❷ 正解：$\sqrt{48.5}$

分散の平方根が標準偏差なので，先ほどの分散の値にルートをつけると，それが標準偏差の値となります．ちなみに$\sqrt{48.5}$は約6.96です．

ⓔ ❶ 正解：$10\sqrt{2}$

データから表をつくって埋めると，以下のようになります．分散が200なので，標準偏差は$\sqrt{200}$，整理して$10\sqrt{2}$となります．

	データ	偏差	偏差の2乗
	10	$10-30=-20$	400
	20	$20-30=-10$	100
	30	$30-30=0$	0
	40	$40-30=10$	100
	50	$50-30=20$	400
合計	150	0	1000
平均値	30	0	200（分散）

ⓕ 正解：④

このなかで散布度（データのバラツキ具合を示すもの）に含まれるものは，標準偏差になります．中央値，最頻値，平均（算術平均）は，データの中心を示す代表値に含まれます．相関係数は，2種類のデータの関係を示す数値で，2章1-3で学びます．

g 正解：②，③

データの値の合計をデータの数で割った値である平均，データの中で最も多く見られる値である最頻値が代表値に含まれます．分散や標準偏差はデータのバラツキ具合を示す値（散布度）です．標準誤差については，3章1-2で学びます．

h 正解：②

25個のデータがあるため，中央値は13番目のデータになります．

i 正解：③

800個のデータがあるので，中央値（第2四分位数）は400番目と401番目の間，第3四分位数は600番目と601番目の間になります．上から人数を数えていくと，481〜610番目のデータが150〜159に属することがわかります．この場合はデータが多いため，下から数えて200人目のところに印をつけるのもよいかもしれません．

j 正解：④

測定値3000のデータは外れ値であると判断します．平均値は外れ値の影響を受けやすいため，代表値として中央値や最頻値の使用が適当だと考えられます．20個のデータがあるため，中央値は10番目と11番目の間になります．150には，低いほうから10〜14番目のデータが含まれています．最頻値としては120になりますが，選択肢にないため，正解は中央値の150を示す④になります．

2. 表と図の利用

統計学も？見た目は大事！ 見やすく，わかりやすく

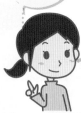
学習の
ポイント！

- 度数分布表によるデータのまとめ方を理解しよう

- ヒストグラムや箱ひげ図によるデータのまとめ方を理解しよう

- データの種類によるまとめ方の違いを理解しよう

重要な統計用語

度数分布表

データの値のある範囲に，どのくらいの数が出現するかをまとめた表（例 身長140〜149 cm：4人，150〜159 cm：14人）．データの特徴を表すのによく使われる．

ヒストグラム

度数分布図ともいう．度数分布表のデータをもとにした棒グラフのこと．横軸（x軸）にデータの区間（＝階級），縦軸（y軸）に数（＝度数）をとる．データの分布状況が視覚的にわかる．

箱ひげ図

五数要約を長方形の「箱」と両端の「ひげ」で表現した図．五数要約に加え，四分位範囲や範囲を読み取ることができる．複数グループのデータを比較する際に便利．

1. 度数分布表
～どの範囲のものがどのくらい多いかわかる

単なる値の並びをみても，データの特徴をつかむのは難しいですよね．どの範囲のものがどのくらい多いかを整理するには**度数分布表**が便利です．

度数分布表は**データの値**[※1]または**値の範囲**[※1]を**出現頻度**と対応させた表です[※2]．ここでは，量的データを例に説明していきます[※3]．

看護学科に所属する学生の身長データ（cm，小数点以下切捨て）を表1-5に示しました．このデータから度数分布表をつくっていきましょう．

※1　基本的には，質的データの場合はデータの値，量的データの場合は値の範囲になります（質的データ，量的データ→表1-1）．
※2　一般的には量的データを扱います．
※3　難しそうに聞こえますが，皆さんはすでにこの表を利用しています．表1-2は，表1-3のデータを度数分布表にまとめたものです．

表1-5　看護学生の身長データ（cm）

女性	145	146	147	149	150
	150	151	153	154	156
	157	158	158	159	160
	163	167	170	171	172
男性	155	157	158	159	163
	166	167	167	168	173
	175	176	177	177	177
	178	178	179	181	184

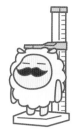

▶度数分布表のつくり方

データの範囲は145～184 cmなので，10 cm刻みの区間に分けていきましょう．度数分布表では区間のことを**階級**とよび，このように表せます[※4]．

※4　各区間の中央の値を**階級値**とよびます．最初の区間の範囲は140（cm以上）～149（150 cm未満）なので階級値は145（cm）となります．

階級（cm）
140～149
150～159
160～169
170～179
180～189

続いて，それぞれの区間に含まれるデータの数を数えていきます．このデータの数を**度数**とよびます．それぞれ5つの階級の度数は4，14，8，12，2となります．このようにデータを区分けした表を表1-6に示しました．

表1-6 を例に…

階級値
各区間の中央の値.
例：140以上150未満の階級値
＝145

度数
各区間に含まれるデータの数.
例：各階級の度数＝4,14,8,12,2

※5 相対度数：割合で示すことで，その値の見られやすさを表すことができます．割合が大きければ，見られやすいといえますね.

表1-6　看護学生の身長データ（表1-5）をもとにした度数分布表①

階級（cm）	階級値（cm）	度数（人）
140〜149	145	4
150〜159	155	14
160〜169	165	8
170〜179	175	12
180〜189	185	2
合計		40

● もっと情報を足してみよう

　表1-6で度数の分布を示すことができましたが，さらに，各階級の度数はそれぞれ全体の何割を占めているのか（**相対度数**）を求めてみましょう※5．最初の階級（140〜149）の場合，度数は4，全体では40個のデータがあるので，相対度数は$\frac{4}{40}=0.10$となります．他の階級の相対度数も同様に，$\frac{14}{40}=0.35$，$\frac{8}{40}=0.20$，$\frac{12}{40}=0.30$，$\frac{2}{40}=0.05$と求めることができます（表1-7）.

表1-7　看護学生の身長データ（表1-5）をもとにした度数分布表②

階級（cm）	階級値（cm）	度数（人）	相対度数
140〜149	145	4	0.10
150〜159	155	14	0.35
160〜169	165	8	0.20
170〜179	175	12	0.30
180〜189	185	2	0.05
合計		40	1.00

advance

累積度数，累積相対度数

それぞれの階級ごとに，度数を一番小さい階級からその階級まで合計したものを**累積度数**といいます．相対度数の場合には，**累積相対度数**といいます.

　まずは累積度数を求めていきましょう．最初の階級（140〜149）は度数と同じく4ですが，次の階級（150〜159）はこれまでの合計なので4＋14＝18，3つ目の階級（160〜169）は4＋14＋8＝26，4つ目の階級（170〜179）は4＋14＋8＋12＝38，最後の階級（180〜189）は4＋14＋8＋12＋2＝40となります（表1-8）.

　続けて，累積相対度数を求めていきましょう．最初の階級（140〜149）は相対度数と同じく0.10ですが，次の階級はこれまでの合計なので0.10＋0.35＝0.45，3つ目は0.10＋0.35＋0.20＝0.65，4つ目は0.10＋0.35＋0.20＋0.30＝0.95，最後は0.10＋0.35＋0.20＋0.30＋0.05＝1.00となります（表1-8）.

表1-8　看護学生の身長データ（表1-5）をもとにした度数分布表③

階級(cm)	階級値(cm)	度数(人)	累積度数(人)	相対度数	累積相対度数
140〜149	145	4	4	0.10	0.10
150〜159	155	14	18	0.35	0.45
160〜169	165	8	26	0.20	0.65
170〜179	175	12	38	0.30	0.95
180〜189	185	2	40	0.05	1.00
合計		40		1.00	

2. ヒストグラム〜度数分布表をもっと見やすく

　データの中心やバラツキの大きさが視覚的にわかるグラフがあります．度数分布表のデータをもとに作成した棒グラフ，**ヒストグラム**です．横軸（x軸）には，データの値※6または階級※6をとります．縦軸（y軸）には，度数をとります．

● データが混ざっていないか注意しよう

　表1-6の度数分布表をもとにしたヒストグラムを図1-2に示しました．図1-2はピークが2つある多峰分布※7です．なぜ二山の分布になったかというと，男女のデータを混ぜたからです．女性は2つ目の階級，男性は4つ目の階級にピークがあるため，データを混ぜてしまうと二山の分布になってしまうわけです．

3. 箱ひげ図〜データの比較に便利

　五数要約を長方形の「箱」と両端から伸びた線＝「ひげ」で表現した図を**箱ひげ図**とよびます．箱の中にある線は中央値，箱の両端は第1四分位数と第3四分位数，ひげの両端は最小値と最大値を示しています．

　表1-5のデータを使って男女別の箱ひげ図を表しました（図1-3）．このように，箱ひげ図は複数のグループのデータを同時に比較する際に便利です．五数要約に加え，箱の長さから四分位範囲，ひげの長さから範囲の大きさを読み取ることができます．

4. グラフでデータをもっと見やすく

　数値を伝える際には表を使用しますが，データの傾向を伝える際

● ヒストグラム＝ histogram
※6　度数分布表と同じく，基本的に質的データの場合はデータの値，量的データの場合は階級（＝値の範囲）です．ただし，一般的には量的データを扱います．
※7　ヒストグラムのピークが1つ（山が1つ）の場合は**単峰分布**〔単峰性分布，一山（ひとやま）分布〕，複数の場合は**多峰分布**（多峰性分布）とよびます．

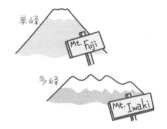

● 五数要約　→1章1-4
● 箱ひげ図＝ box plot

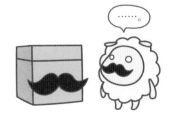

● 表＝ table

33

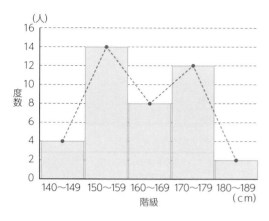

図1-2　看護学生の身長データの度数分布表（表 1-6）をもとにしたヒストグラム
赤い破線は，多峰分布で二山の分布になっていることを示しています．

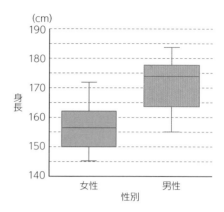

図1-3　看護学生の身長データの男女別箱ひげ図
赤色は女性グループ，青色は男性グループを示しています．

● 図＝figure
※8　図表にはキャプション（caption：図表の番号，タイトルと短い説明．レジェンドとよぶこともある）をつけます．図のキャプションは図の下に，表のキャプションは表の上に示すのが一般的ですが，雑誌などによってこのルールは異なる場合があります．

にはグラフなどの図[●]の使用が適しています[※8]．**度数分布表**と**ヒストグラム**の関係はその一つの例です．ここでは，代表的な4つのグラフの特徴とその使い方について解説していきます（表1-9）．

表1-9　代表的なグラフの特徴

グラフの種類	描き方	使い方
棒グラフ	値の大きさを棒の長さで示す	数値の差を比較する
円グラフ	割合を円の面積（円弧の長さ）で示す	割合を比較する
折れ線グラフ	時系列データを点で結ぶ	データの推移を示す
帯グラフ	割合を帯の長さで示す	割合を集団間や時系列で比較する

▶ 棒グラフ

棒グラフはデータの値の大きさを棒の長さで示したグラフです[※9]．棒グラフのよい点は，各項目の数値の差を一目で比較できるところです．

※9　前述したヒストグラムも棒グラフの一種でした．

　表1-5の女性のデータをヒストグラムで示したのが図1-4です．150〜159 cmが最も多く，160〜169 cmや170〜179 cmより数倍多いことも一目で理解できます．

　図1-3の箱ひげ図のように，表1-5のデータから棒グラフを作成したものが，図1-5です．箱ひげ図の「ひげ」のような線がありますね．これはエラーバー[●]です．レポートや論文では棒グラフにエラーバーを付けることがあります．図1-5ではエラーバーは標準偏差を示していますが，範囲や標準誤差[※10]を示す場合もあります[※11]．

● エラーバー＝誤差線，誤差範囲

※10　標準誤差については3章1-2で説明します．
※11　グラフの縦軸，横軸とともに，エラーバーが何を示しているのか，しっかり確認しましょう．

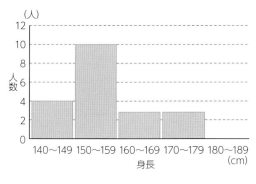

図1-4　看護学生（女性）の身長データの棒グラフ（ヒストグラム）

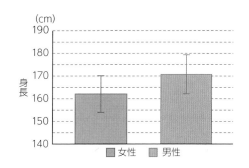

図1-5　看護学生の身長データの男女別棒グラフ
赤色は女性，青色は男性の平均値を示しています．エラーバーは±標準偏差を示しています．

advance

棒グラフとレーダーチャート

データの値の大きさをまとめて比較したい場合，レーダーチャートが用いられることがあります．レーダーチャートは，正多角形の頂点をそれぞれの項目と対応させて，中心を0として値が大きいほど外に広がる形をしています．これによって，データの傾向やバランスを比較することができます．通常，テストの点数のように大きくなるほどよいとされるデータに用います．

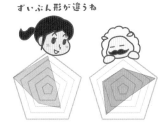

ずいぶん形が違うね

▶円グラフ

円グラフ[12]は，全体を100％として，それぞれのデータの割合（比率）を円の面積（円弧の長さ）で示したグラフです．円グラフのよい点は，全体に対する各項目の割合が見やすいところです．

表1-5の女性のデータを円グラフで示したのが図1-6です．棒グラフ（ヒストグラム）でも150〜159cmが多いことはわかりますが，円グラフでは，全体の半分（50％）が含まれることまでわかります．

※12　円グラフはパイチャート（pie chart），パイ図ともよばれます．パイやピザを取り分けるときに切れ目を入れていくように見えますね．

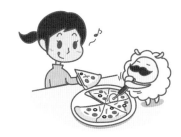

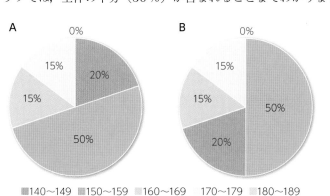

■140〜149　■150〜159　■160〜169　　170〜179　■180〜189

図1-6　看護学生（女性）の身長データの円グラフ
A）身長順．B）割合が大きい順．

円グラフはどのようにデータを見せたいか考えてつくろう

円グラフは並べ方で印象が異なることがあります．図1-6Aは身長が低いほうから順番に並べていますが，図1-6Bは割合が大きい順に並べています．図1-6Bのほうが，150〜159 cmの割合が最も大きく，全体の半分も占めているということがよくわかりますね[13]．

※13 レポートやプレゼンテーションのときには，データをどのように見てもらいたいかを考えながらグラフをつくるようにするとよいでしょう．

▶折れ線グラフ

折れ線グラフは，時間の経過にそって値を並べ（時系列データ），線で結んだグラフです．折れ線グラフのよいところはデータの時間的な変化（推移）を見ることができるところです．

例として身長の折れ線グラフを図1-7に示します．男女とも，年齢が上がるに従って身長が伸びていることがわかります．15歳の時点で男女の差が大きくなり，15歳と20歳ではあまり変化がないことも読み取ることができます．

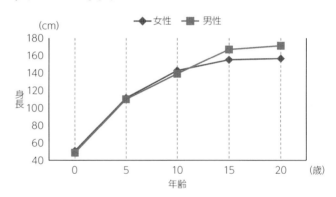

図1-7　身長データの折れ線グラフ

▶帯グラフ

帯グラフは，データ全体を帯で示し，それぞれのデータの割合を帯の長さで示したグラフです．帯グラフのよいところは，データの割合を集団間や時系列で比較できるところです．

表1-5のデータを帯グラフで示したものが図1-8です．男女の身長の割合の違いが理解しやすいことに加えて，159 cm以下が女性は70％，男性は20％，というように割合を足し合わせて考えることもできます*．図1-7の女性の10歳以降のデータを帯グラフで示したものが図1-9です．10歳の時点よりも，15歳と20歳の時点では150〜159 cmの割合が増加していることがわかります．

● 参考　→表1-8，累積度数

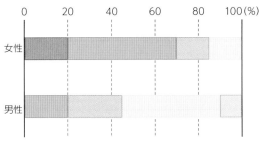

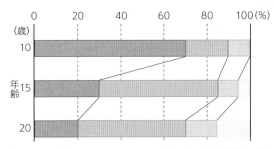

図1-8　看護学生の身長データの帯グラフ（男女別）

図1-9　看護学生（女性）の身長データの帯グラフ（時系列）

凡例：140～149／150～159／160～169／170～179／180～189

　これらの他にも，2章で説明する散布図など，さまざまなグラフが存在します．看護師・保健師をめざす皆さんの前には，これから保健統計のデータがさまざまなグラフで出てきますので，グラフが何を意味しているのかをしっかり考えることが大切です．また，データのまとめや発表の際には，データの種類や状況によって図を使い分けて，内容が伝わりやすいレポートやプレゼンテーションになるように心掛けましょう．

● 散布図　→2章1-2

統計学とナイチンゲール

　皆さんは，「近代看護教育の母」とよばれるフローレンス・ナイチンゲールが，統計学が非常に得意だったことを知っていますか？彼女は，クリミア戦争（1853～1856年）でのイギリス軍の戦死者の死因が，負った傷そのものより，治療の方法や病院の衛生状態によるものが多いことを統計解析によって明らかにしました．それをプレゼンテーションで示すときには，データの図示が一般的でなかった時代にもかかわらず「鶏のとさか」とよばれる円グラフの一種を使用していたことが知られています．

　看護師・保健師を志す学生の皆さんも，データの理解や看護・保健活動の実践，研究に統計学の知識がとても役立ちます．ナイチンゲールのように，データの扱いに優れた看護師をぜひめざしてください．

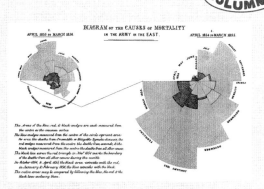

東部での軍隊における死亡原因の図（ナイチンゲール作成）

「Notes on Matters Affecting the Health, Efficiency, and Hospital Administration of the British Army」(Nightingale F)，Harrison and Sons，1858より引用

練 習 問 題

ⓐ 度数分布表とヒストグラム

❶ 以下に示した身長データ（小数点以下切捨て）から，表の空欄を埋めて度数分布表を作成せよ（表1-7を参照してください）.

153 155 160 163 167 171 172 173 176 178

階級（cm）	階級値（cm）	度数（人）	相対度数
150～159	155	2	0.2
160～169			
170～179			
合計			

❷ 前述❶で作成した度数分布表から，図のヒストグラムを完成させよ（図1-2を参照してください）.

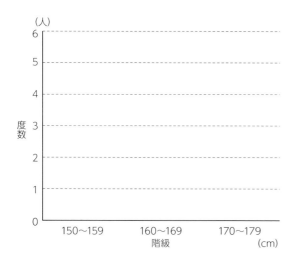

ⓑ ヒストグラム

ヒストグラムについて正しいのはどれか.

①連続量や度数の経時的変化を折れ線で示す.

②名義尺度の度数の分布を棒の高さとして示す.

③ある範囲にある連続量の度数を面積の大きさとして示す.

④標本のもつ2つの連続量をプロットしてその関連を示す.

［第100回（2014年）保健師国家試験問題（午前）23より引用］

ⓒ 代表的なグラフ

❶ ヒストグラムについて，誤っているのはどれか.

①データ分布の偏りを読み取ることができる.

②階級の最頻値を読み取ることができる.

③データの平均値を正確に読み取ることができる.

④度数分布表のデータをもとに作成する.

❷ グラフについて，誤っているのはどれか.

①折れ線グラフは各データの占める割合を示している.

②帯グラフは各データの割合の経時的変化を示すのに適している.

③棒グラフは数値の大きさを比較するのに適している.

④円グラフは全体を100％として，各データの占める割合を示している.

ⓓ 保健統計

分布の指標について正しいのはどれか.

①ヒストグラムで最も頻度が高い値は中央値である.

②広く散らばった分布は標準偏差が小さい.

③対象数が増えると標準偏差は大きくなる.

④平均値は外れ値の影響を受けやすい.

［第101回（2015年）保健師国家試験問題（午後）21より引用］

練習問題の 解　答

ⓐ ❶ 正解:

階級（cm）	階級値（cm）	度数（人）	相対度数
150〜159	155	2	0.2
160〜169	165	3	0.3
170〜179	175	5	0.5
合計		10	1.0

表1-7を参考に空欄を埋めてください.

❷ 正解:

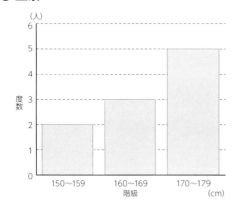

図1-2を参考に，各階級について，度数のぶんだけ柱を描いてください.

ⓑ 正解:③

①× 折れ線グラフの説明です.

②× ヒストグラムで扱うデータは名義尺度に限りません. 一般的には量的データを扱います.

③○ ヒストグラムは棒グラフの一種であり，度数を棒（柱）の長さ＝面積で示します.

④× これは散布図の説明です. 散布図については2章1. 相関で扱います.

ⓒ ❶ 正解:③

①○ ヒストグラムはデータ分布の偏りやゆがみを読み取ることができます.

②○ 最も棒が長いところの階級が最頻値です.

③× 各階級に含まれるデータの正確な値はわからないため，ヒストグラムだけでは正確な平均値はわかりません.

④○ ヒストグラムは度数分布表のデータから作成されます.

❷ 正解：①

①× 折れ線グラフは割合ではなく，時系列データを示します．

②○ 帯グラフは割合の経時的変化や集団間の比較をするのに適しています．

③○ 棒グラフは数値の大きさの比較に適しています．

④○ 円グラフは各データの占める割合を示しています．

d 正解：④

①× 最も頻度が高い値は最頻値です．

②× 平均値から離れているデータが多いと標準偏差は大きくなります．

③× データ数が多くても標準偏差が大きくなるとは限りません．平均値に近いデータが多ければ標準偏差は小さくなります．

④○ 平均値は外れ値の影響を受けやすい値です．なお，中央値は外れ値の影響を受けにくい値です（→1章1-3 ※5）．

3. 代表的な確率分布

あのテストに受かる確率を予想⁉

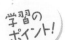

- 確率分布がどういうものかを理解しよう

- 確率分布の基本である正規分布の性質を理解しよう

- 代表的な離散型確率分布である二項分布の性質を理解しよう

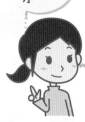

重要な統計用語

確率分布

単に分布ともいう．データ（変数）が出てくる確率の一覧．偶然によって値が決まる変数の値と，その値をとる確率（見込み）の組み合わせのこと．変数が連続的である連続型分布と，離散的（飛び飛び）である離散型分布がある．

正規分布

ガウス分布（Gaussian distribution）ともいう．左右対称な連続型の単峰性の確率分布．平均値，中央値，最頻値が同じ値となる．平均値±標準偏差の範囲に約68％，平均値±2×標準偏差の範囲に約95％，平均値±3×標準偏差の範囲に約99％のデータが含まれる．

標準正規分布

平均値を0，標準偏差を1とした正規分布．

二項分布

ある結果が起こるか起こらないかの2種類しかない操作を独立して行った場合に当てはまる離散型の確率分布．

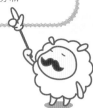

1. 確率分布ってどんなもの？

偶然（ランダム）にものごとが起こる見込み・可能性を確率[*]といいます。このときのものごとを，変数[*]などとよびます。変数と確率の組み合わせを**確率分布**といいます。

看護・保健学においてデータを扱うときには，まず確率分布を知り，手持ちのデータの特徴を理解することが重要です[※1]．ここでは，代表的な確率分布である**正規分布**[*]と**二項分布**[*]について説明していきます。

● 確率＝probability

● 変数≒変量，variable

※1　3章に述べる「検定」を行う際にも必要となります。
● 正規分布＝normal distribution，ガウス分布（Gaussian distribution）
● 二項分布＝binomial distribution

▶ 度数分布表を使ってみていこう

確率分布の理解には，これまでに学んだ度数分布表[*]が役に立ちます。

仮に，さまざまな大学の学生の身長を調べたところ，$140 \sim 149$ cm の階級のなかに入る人数は**常に**40人中4人になるとすると，その**確率**は $\frac{4}{40} = \frac{1}{10} = 0.10$ となります。同じように身長が $150 \sim 159$ cm の階級に入る人数が常に40人中14人になるとすると，その確率は $\frac{14}{40} = 0.35$ となります。このようにデータ（変数）が出てくる**確率**の一覧を**確率分布**とよび，変数の値（の範囲）とその値をとる確率の分布の様子を表1-10のような表で表すことができます[※2]．

● 度数分布表　→表1-7

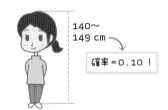

140〜
149 cm

確率＝0.10！

※2　このように，どの値をとるかは確実にはわからず，確率的に決まるような変数を，**確率変数**（random variable）とよびます。

表1-10　確率分布表（10 cm刻み）

身長 (cm)	140〜149	150〜159	160〜169	170〜179	180〜189	計
確率	0.10	0.35	0.20	0.30	0.05	1

advance

2種類ある確率分布

確率分布には，**連続型分布**と**離散型分布**があります。

《連続型分布》

連続型分布は，確率変数が連続的な値をとる分布のことをいいます。表1-10は10 cm刻みの階級をもとにした確率分布表ですが，身長は連続的なデータのため，例えば $153.4873\cdots$ cmのようにいくらでも細かい値となる可能性があります。試しに，表1-10を5 cm刻みにしてみたものが表1-11と図1-10です。どんどん幅を狭くしていくと，グラフがなだらかになっていきます[※3※4]．

《離散型分布》

一方，**離散型分布**は，確率変数が飛び飛びで細切れの値をとる分布のことをいいます。例えば，人数のデータをとった場合，一つひとつのデータが1.5人や2.3人などのように半端な値になることはありません。人数や個数，回数などは離散型の分布であるといえるでしょう。

しかし，現実的には，データの値が十分に細かい場合やデータの数が多い場

※3　図1-10は，図1-2よりも赤い線の傾斜がゆるやかです。
※4　また，連続型の確率変数において，特定の範囲内の割合を求める式を**確率密度関数**といいます。確率密度関数では，範囲と確率の対応を示します。例えば身長150 cm以上160 cm未満となる確率は35％という具合です。

● 正規分布 → 1章3-2

※5 偏差値は，平均値が50，標準偏差が10の正規分布に変換した場合の値です．

合には，連続型の分布（特に正規分布●）に当てはめて考える場合もあります．例えば，テストの得点を分析する際は，これから述べる正規分布に当てはめて偏差値※5を計算することがあります．

表1-11　確率分布表（5 cm刻み）

身長(cm)	140~144	145~149	150~154	155~159	160~164	165~169	170~174	175~179	180~184	185~189	計
確率	0.000	0.100	0.125	0.225	0.075	0.125	0.100	0.200	0.050	0.000	1

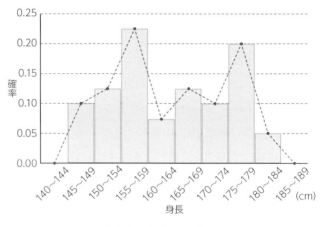

図1-10　表1-11をもとにした確率分布図
赤い破線は，多峰分布になっていることを示しています．

2. 正規分布を知ろう〜確率分布の基本！

▶ 正規分布は「普通」な分布

正規分布は確率分布の基本であり統計学の土台となる部分です．1章のこれまでの内容を総復習しながら，しっかり理解していきましょう．

正規分布は連続型の分布です．英語ではノーマルな分布と書きますが，ノーマルということは「普通」ということです．多くの量的データ●が正規分布に当てはまるとされています．

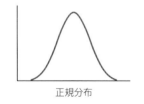

正規分布

● 量的データ → 表1-1

advance

正規分布への近似

中心極限定理というルールがあり，どのような確率分布でも，データの数●が十分に大きければ，その平均値の分布は正規分布に近づいていきます．また，物質の血中濃度などを測定する生化学検査や，表1-3で示したような年収のデータなどは飛びぬけて大きな数値（外れ値）を含むことがありますが，対数（log）をとることで正規分布に近づくことも知られています※6．

● データの数＝例数，サンプルサイズ

※6 このような分布を対数正規分布（lognormal distribution：LN）といいます．

▶正規分布はどんな形？

正規分布は，**左右対称でなだらかな釣鐘型の単峰性の分布**です．そのため，平均値，中央値，最頻値は同じ値になります．

●単峰分布　→1章2-2 ※7

●平均値，中央値，最頻値　→1章1-3

advance

歪度と尖度

「左右対称」と「なだらか」なことを，専門的な言葉でいうと“「歪度（skewness）」と「尖度（kurtosis）」が0である”といいます[7]．

平均値から極端に離れたデータ（外れ値）があると，分布は左右にゆがみます（図1-11）．また，平均値近くにデータが集まりすぎるか，散らばりすぎると分布の山の高さが変わってきます（図1-12）．

※7　尖度を3とする考え方もあります．

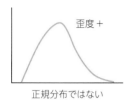
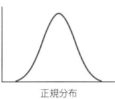
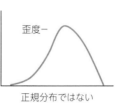

歪度＋　　　　　　　　　　　　　　　　　　　　歪度−

正規分布ではない　　　　　正規分布　　　　　正規分布ではない

図1-11　分布のゆがみ

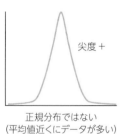
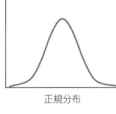
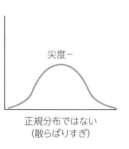

尖度＋　　　　　　　　　　　　　　　　　　　　尖度−

正規分布ではない　　　　　正規分布　　　　　正規分布ではない
（平均値近くにデータが多い）　　　　　　　　　（散らばりすぎ）

図1-12　分布の散らばり

データが正規分布かを調べるには

データが正規分布に当てはまるかどうかを（歪度や尖度などから）調べる計算方法もありますが，簡単にはヒストグラムを描いて判断します．

3. 標準正規分布 ～「基準となる」正規分布

正規分布の一種で，平均値が0，標準偏差が1の**標準正規分布**というものがあります（図1-13）．同じ正規分布でも，平均値や標準偏差が異なればグラフの山の形が変わるため，基準となるものにそろえれば比較するときに便利です[8]．

正規分布のデータを平均値0，標準偏差1の標準正規分布に置き換えることを**標準化**（基準化）といいます．

●標準正規分布＝standard normal distribution

※8　標準正規分布は，英語ではスタンダードな正規分布と書きますが，スタンダードは「基準となる」ということです．

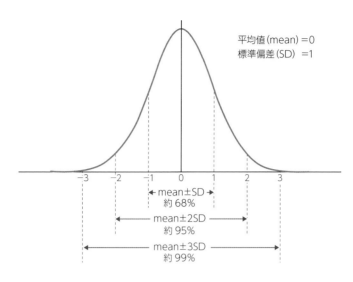

平均値 (mean) =0
標準偏差 (SD) =1

←mean±SD→
約68%

mean±2SD
約95%

mean±3SD
約99%

図1-13　標準正規分布
平均値±2×標準偏差（mean±2SD）の範囲にデータの約95％が含まれます．

※9　計算された表を標準正規分布表といいます．
※10　テストの偏差値70というのは，標準偏差2つ分，平均値から離れているということでした（→1章1※11）．これは約95％範囲の外側で，上位2.5％の位置に当たります．

正規分布では…
平均値 ±2× 標準偏差
の範囲に
データの約95%が含まれる！

※11　これをベルヌーイ試行といいます．

※12　離散型：飛び飛びで切れ目があること．サイコロの例では1.3回，4.8回などの半端な数にはなりませんね．

標準正規分布はよく研究されていて，山の面積がとても細かく計算されています[9]．そのため，平均値±標準偏差（mean±SD）の範囲にデータが含まれる確率は**68.26％**，平均値±2×標準偏差の範囲にデータが含まれる確率は**95.44％**[10]，平均値±3×標準偏差の範囲にデータが含まれる確率は**99.74％**であることがわかっています．これはすべての正規分布に当てはまります．

　正規分布では，**平均値±2×標準偏差の範囲にデータの約95％が含まれる**，平均値±3×標準偏差の範囲にデータの約99％が含まれることがよく使われます．

4. 二項分布〜起こるか起こらないかの確率分布

　二項分布は，起こる確率が決まっている条件下で，結果が起こるか起こらないかの二項目しかない操作[11]を独立して行ったときに当てはまる離散型[12]の確率分布です．難しいので，2種類のうち必ずどちらかになる事柄と言い換えても大丈夫です．

　代表的な例としてはコインの裏表，サイコロの奇数偶数などがあります．サイコロをくり返し振ったとき，奇数が出た回数の分布などがわかりやすいですね（図1-14）．奇数が出る（奇数が起こる）確率は50％です．10回くり返せば，奇数が出る回数の分布は平均が5回の

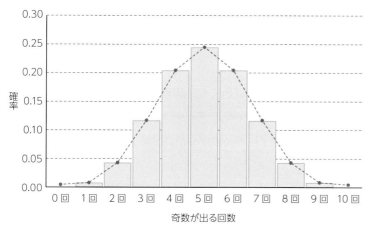

図1-14　サイコロの二項分布（サイコロを10回振って奇数が出る回数）
赤い破線は，単峰分布になっていることを示しています．

山になることが簡単に予想できます．

　医療に関係する例としては，男女，生死，罹患の有無などがありま
す．集団の罹患率が30％の場合，起こる確率は当然30％ですね．ラ
ンダムに1人選ぶ操作を100回くり返せば，罹患者を選んだ回数の分
布は平均30回の山になります[13]．

※13　"二項分布では試行回数と起こる確率が大事，正規分布では平均値と標準偏差が大事"ということを覚えておくとよいと思います．

advance 〰〰

二項分布の平均値，標準偏差は簡単に求められる

サイコロや罹患率の例で示したように，二項分布の平均値は簡単に求めること
ができます．式は，

$$平均値(m) = 回数(n) \times 起こる確率(p)$$

となります．サイコロを10回振って奇数が出る回数の場合，
　平均値＝10（回数）×0.5（起こる確率，50％）＝5回
が成り立ちます．集団の罹患率の場合は，
　平均値＝100（回数）×0.3（起こる確率，30％）＝30回
が成り立ちます．
　実は，分散◦を求めることも簡単です．分散を求める式は

$$分散(v) = 回数(n) \times 起きる確率(p)$$
$$\times 起こらない確率(q または 1-p)$$

◦分散　→1章1-4

となります．サイコロの場合，
　分散＝10（回数）×0.5（起きる確率）×0.5（起こらない確率）＝2.5
が成り立ちます．罹患率の場合，
　分散＝100（回数）×0.3（起きる確率）×0.7（起こらない確率）＝21
が成り立ちます．
　分散がわかれば，標準偏差を求めることも可能です．標準偏差はサイコロの

※14　これをラプラスの定理といいます．
中心極限定理の一種です．

例では $\sqrt{2.5}$，罹患率の例では $\sqrt{21}$ となります．

　また，二項分布は，回数が十分に大きければ，正規分布に当てはめて（近似して）考えることもできます※14．

　正規分布や二項分布のほかにも，確率分布にはたくさんの種類があります．看護・保健活動で得たデータがどのような分布であるかを理解することは，臨床データの理解や統計解析を行ううえでとても役立ちます．

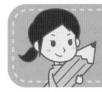

練 習 問 題

ⓐ 正規分布

正規分布について<u>誤っている</u>のはどれか.

①一峰性である.

②左右対称である.

③平均値と中央値が一致する.

④平均値が決まれば一意に定まる.

⑤平均値±2×標準偏差の範囲に全体の約95％が含まれる.

［第99回（2013年）保健師国家試験問題（午前）32より引用］

ⓑ 正規分布するデータの計算

❶ 看護学科1年生の女子学生100人の身長を計測した結果，平均値は155 cm，標準偏差は5 cm となった．145～165 cmの範囲におよそ何人が含まれるか，一番近いものを1つ選べ．

①55人

②68人

③76人

④95人

⑤99人

❷ 前述❶の集団について，155～160 cmの範囲におよそ何人が含まれるか，一番近いものを1つ 選べ．

①20人

②34人

③48人

④68人

⑤76人

❸ 前述❶の集団について，160 cm以上の人はおよそ何人か，一番近いものを1つ選べ．

①5人

②8人

③16人

④32人

⑤34人

❹ 看護学科4年生の女子学生80人の身長を計測した結果，❶と同じく，平均値は155 cm，標準偏差は5 cmとなった．145〜165 cmの範囲におよそ何人が含まれるか，一番近いものを1つ選べ．

①55人

②68人

③76人

④95人

⑤99人

ⓒ 二項分布

以下のなかから，二項分布に従わないものを1つ選べ．

①看護学科3年生の女子学生70人からランダムに1人の身長を測ることをくり返したときの分布．

②ジョーカーを除いたトランプをランダムに引くことをくり返して，赤い色のカードが出る回数の分布．

③コインをくり返し投げて，裏面が出る回数の分布．

④男女20人ずつのクラスからランダムに1人選ぶことをくり返して，男性が選ばれる回数の分布．

ⓓ 確率分布

日本人の血液型のうちAB型の割合が10 %であるとする．無作為に選んだ100人の日本人集団のなかにAB型の人が20人以上いる確率を知りたい．

この集団のなかに含まれるAB型の人数が従う分布として最も適切なのはどれか．

①t分布

②F分布

③正規分布

④二項分布

［第100回（2014年）保健師国家試験問題（午後）16より引用］

練習問題の　解　答

ⓐ 正解：④

①○ 一峰性（単峰性）の分布です．

②○ 左右対称が特徴です．

③○ 左右対称のため，平均値と中央値は同じ値をとります．

④× 平均値が同じ値でも，標準偏差の大きさによって分布の形状は変化します．

⑤○ 平均値±2×標準偏差の範囲に全体の約95％が含まれます．

ⓑ ❶ 正解：④

145～165 cmは平均値±2×標準偏差の範囲なので，およそ95％のデータが含まれます．100人×0.95＝95人となります．

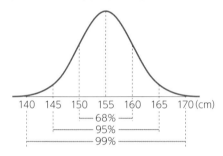

❷ 正解：②

平均値±標準偏差（150～160 cm）の半分の範囲と考えてください．すなわち，68％の半分，$\frac{68}{2}=34$％なので，100人×0.34＝34人となります．

❸ 正解：③

平均値±標準偏差の範囲（150～160 cm）の外側半分と考えてください．外側は（100－68）％，この半分ですから$\frac{100-68}{2}=\frac{32}{2}=16$％なので，100人×0.16は16人となります．または，❷の問題で計算した34人という答えを利用して，平均値以上の50人から34人を引いておよそ16人と求めることもできます．

❹ 正解：③

❶と同じく，およそ95％のデータが含まれます．80人×0.95＝76人となります．

ⓒ 正解：①

本項**2. 正規分布を知ろう**にあるとおり，量的データである身長は正規分布に従うとされています．トランプの色は赤と黒の2種，コインは表裏2面，男女は2択であるため，二項分布に従います．

ⓓ 正解：④

問題は，AB型である確率が10％，それ以外の確率が90％のグループからランダムに選ぶ操作を100回行っています．これは二項分布に従います．t分布，F分布については3章2で扱います．

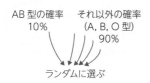

1. 相関

勉強時間が増えればテストの点数もアップ!? 2つの関係が切っても切れないかがわかる

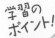
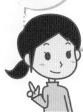

学習の
ポイント!

● 相関とは何かについて理解しよう

● 相関係数と相関の強さとの関係を理解しよう

重要な統計用語

相関

2種類のデータ（変数）があったとき，片方が増えるともう片方も増える，または，片方が増えるともう片方が減るような関係.

散布図

2種類の変数を，横軸（x軸）と縦軸（y軸）にそれぞれ対応させて当てはめた図.

相関係数 r

2種類の変数間の相関の強さを表す. $-1 \sim +1$の範囲の数値で，-1か$+1$に近いほど相関が強い.

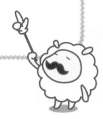

1. 扱うデータを2種類に増やそう
～体重だけじゃなくて年齢も扱える

　1章では，1種類の**変数**（データ）について扱ってきました[1]．2章では，2種類の変数間の関係について調べる方法を紹介していきます[2]．例えば肥満（BMI）と血圧は関係があるでしょうか．もし関係があるのだとすれば，高血圧予防のためには運動などの生活習慣改善が必要になるでしょう．看護・保健活動の実践において，変数間の関係について調べることは，問題を解明する手がかりとしてとても役に立ちます．

2. データ間の関係性がわかる！ 相関と散布図

▶ 相関って？

　統計学で**相関**という言葉を使うときには，片方が増えるともう片方も増える，または，片方が増えるともう片方が減るというような2種類の変数間の関係をいいます．

▶ 散布図でデータの傾向をチェック

　データ全体の傾向をつかもうとするとき，1種類の変数の場合は**ヒストグラム**などを使いましたね．2種類の変数の場合は**散布図**を使います．散布図は，2種類の変数のうち，1つを横軸（x軸）に，もう1つを縦軸（y軸）に当てはめた図です．

　図2-1を見てください．8名の対象者から得られた年齢（歳）と血圧（mmHg）のデータを，それぞれ横軸，縦軸に**プロット**[3]しています．

　図2-1をよく見ると，散布図の点が右上がりになっていて，年齢が高くなると血圧も高くなるような関係があるようにみえますね．散布図を描くことによって，2種類の変数間にどのような関係がみられるかを簡単に読み取ることができます．

● 変数≒変量，variable
※1　あるグループでは年収のデータ，別のグループでは身長のデータ，と1種類ずつデータを扱ってきましたね．
※2　ナイチンゲールは死亡原因（治療の方法や病院の衛生状態など）と死亡率の関係に着目しました（→p37 COLUMN）．
● BMI＝肥満度を表す体格指数
　$BMI = \dfrac{体重（kg）}{〔身長（m）〕^2}$

● 相関＝correlation

● ヒストグラム　→1章2-2

※3　プロット（plot）：観測データなどを点でグラフに描き入れることをいいます．

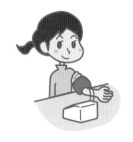

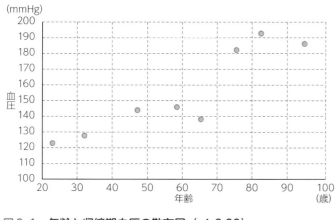

(mmHg)

図2-1　年齢と収縮期血圧の散布図（$r \fallingdotseq 0.92$）

3. どれだけ強い関係かわかる！相関係数

▶関係の強さは相関係数でチェック

　散布図で2種類の変数間の関係がわかったら，どれくらい強い関係かを知りたくなりませんか？ それを表す指標が**相関係数**です.

●相関係数 = correlation coefficient

　相関係数rは，年齢と血圧などの2種類の変数の関係の強さ（**相関の強さ**）を示す数値です. 図2-1では相関係数rは約0.92となります.

advance

相関係数の求め方

相関係数は

$$相関係数\ r = \frac{変数xと変数yの共分散}{変数xの標準偏差 \times 変数yの標準偏差}$$

●標準偏差　→1章1-4

の式で表されます.

　ここで，新しく**共分散**という言葉が出てきました. 共分散とは，2種類の変数を使って求めた分散[4]のようなものです. それぞれのデータについて，

①xの値からxの平均値を引き（これをxの偏差といいます），
②同様にyの値からyの平均値を引き（これをyの偏差といいます），
③それらを掛け合わせます（これを**偏差積**といいます）.
④次に，すべてのデータの偏差積を合計し，
⑤データの数で割って平均値を求める
ことによって共分散の値が求められます. つまり共分散とは，

※4　分散はバラツキを示す指標の一つでした.
・分散 = $\frac{偏差の2乗の合計}{データの数}$
・偏差 = データの値 – 平均値
でしたね（→1章1-4）.

$$共分散 = \frac{\overbrace{(xの偏差 \times yの偏差)}^{偏差積}の合計[5]}{データの数}$$

※5　偏差積の合計を偏差積和ともいいます.

55

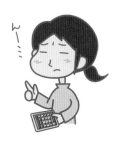

● xの偏差＝xの各値－xの平均値
● yの偏差＝yの各値－yの平均値

※6　相関係数の単位：共分散をxの標準偏差で割り，さらにyの標準偏差で割ると単位はどうなるでしょうか．単位は消えてなくなり，単位に左右されない標準化された数値（**無名数**）として扱うことができる．

● ピアソンの相関係数＝Pearson's correlation coefficient
● 順位データ　→1章1-1
● スピアマンの順位相関係数＝Spearman's rank correlation coefficient

になります．

　言葉だけでは難しいので，段階を踏んで**相関係数**を計算していきましょう．

《やってみよう！ 相関係数の計算》

● ステップ1：平均値を求める

表2-1に先ほどの散布図（図2-1）のデータを示しました．変数x（年齢）の平均値±標準偏差（小数点第2位以下四捨五入）を求めると，60.0±23.5（歳），変数y（血圧）は155.0±25.9（mmHg）となります．

● ステップ2：偏差積を求める

年齢（x）の偏差と血圧（y）の偏差を掛け算して偏差積をそれぞれ求めます．例えば，Aさんのデータの偏差積は$(23-60)×(123-155)=(-37)×(-32)=1184$となります（表2-1）．

● ステップ3：共分散を求める

それぞれの被験者（A〜H）の偏差積をすべて足して合計すると4463となりました（表2-1）．被験者の人数（$n=8$）で割って平均を求めると557.9となります．これが共分散の値です（すなわち変数xとyの共分散≒557.9）．

● ステップ4：相関係数を求める

共分散を求めたら次に，共分散の値を変数x（年齢）の標準偏差23.5と変数y（血圧）の標準偏差25.9で割ります．

$$r=\frac{557.9}{23.5×25.9}≒0.92$$

したがって，相関係数$r≒0.92$となりました[※6]．

ピアソンの相関係数

これまで説明してきた相関係数の正しい名称は**ピアソンの相関係数** rといいます．これは，年齢や血圧など**量的データ**を扱うときに使います．**順位データ**（順序データ）を扱うときには**スピアマンの順位相関係数** rsを使います．

表2-1　年齢と収縮期血圧のデータ（図2-1の元データ）

被験者	x：年齢（歳）	xの偏差	xの偏差の2乗	y：血圧（mmHg）	yの偏差	yの偏差の2乗	偏差積
A	23	−37	1369	123	−32	1024	1184
B	32	−28	784	128	−27	729	756
C	47	−13	169	144	−11	121	143
D	58	−2	4	146	−9	81	18
E	65	5	25	138	−17	289	−85
F	75	15	225	182	27	729	405
G	86	26	676	193	38	1444	988
H	94	34	1156	186	31	961	1054
合計	480		4408	1240		5378	4463
平均値（±標準偏差）	60.0（±**23.5**）		551.0	155.0（±**25.9**）		672.3	共分散（**557.9**）

▶ 相関係数からわかること

● プラスの関係，マイナスの関係

相関係数は−**1**〜＋**1**の範囲の値をとります．相関係数が正（＋）の値となる場合は**正の相関**[※7]があるといいます[※7]．**図2-1**の年齢と血圧の関係は正の相関です．正の相関では，散布図は**右上がり**になります．

相関係数が負（−）の値となる場合は**負の相関**[※8]があるといいます[※8]．散布図は**右下がり**になります．負の相関を示す例として，血糖値と血中ケトン体濃度の関係があります（**図2-2**）．

● 正の相関＝順相関, positive correlation
※7 片方の変数が大きくなるともう片方の変数も大きくなる，あるいは，片方の変数が小さくなるともう片方の変数も小さくなるという関係です．
● 負の相関＝逆相関, negative correlation
※8 片方の変数が大きくなるともう片方の変数は小さくなる，あるいは，片方の変数が小さくなるともう片方の変数は大きくなるという関係です．

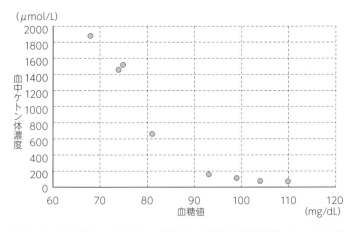

図2-2　血糖値と血中ケトン体濃度の関係（相関係数 $r ≒ −0.94$）

● 強い相関があるかどうか

相関係数が−1か＋1に近いほど（0から離れているほど）相関が強いとみなします．相関の強さについて，だいたいの目安を**表2-2**に示しました．

図2-1の相関係数は約0.92ですので，年齢と血圧には強い正の相関があると判断できます．また，**図2-2**の相関係数は約−0.94です．このことから，血糖値と血中ケトン体濃度には強い負の相関があることがわかります．

表2-2　相関係数と相関の程度

相関係数 r	相関の程度
0.7〜1　（−0.7〜−1）	強い相関
0.4〜0.7（−0.4〜−0.7）	中程度の相関
0.2〜0.4（−0.2〜−0.4）	弱い相関
0〜0.2　（0〜−0.2）	ほとんど相関がない
0	無相関

▶ 相関係数が０だったら…?

散布図のプロットが広がってばらばらに分布していたり，縦または横一直線に分布しているなど，右上がりや右下がりの直線的傾向がみられない場合には，相関係数は０に近づきます．相関係数が０の場合には，2つの変数間に相関関係がない（**無相関**）と判断します．例えば，保健統計学の試験の得点と体重の間には相関関係はなさそうです（図2-3）.

● 無相関＝no correlation

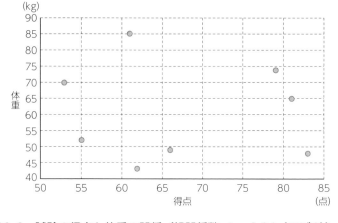

図2-3　試験の得点と体重の関係〔相関係数 $r \fallingdotseq -0.04$（ほぼ０）〕

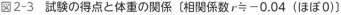

advance

擬似相関に気を付けよう

相関係数の解釈の際には，それぞれのデータの背景についても深く考察することが必要です．互いに影響しそうにない2つの変数間でも，相関係数の絶対値[9]が大きくなり，一見して相関があるようにみえる場合もあります（これを**擬似相関**といいます）．その場合には，両方のデータと相関関係がある第3の因子（**交絡因子**）が存在することがあります．

例えば，緑黄色野菜の摂取量と血中脂質の量に強い相関関係がみられたとします．野菜をたくさんとることは体によいはずが，健康に悪影響を及ぼしているようにみえますね．この場合，第3の因子の存在が考えられます．例えば，緑黄色野菜の摂取量とドレッシングの摂取量に相関関係があり，ドレッシングの摂取量と血中脂質の量にも相関関係があると，緑黄色野菜の摂取量と血中脂質の量にも見かけ上の相関（擬似相関）がみられてしまう場合が考えられるのです．

※9　絶対値：＋，−の符号を除いた値.

● 擬似相関＝偽相関
● 交絡因子＝交絡要因

年齢と体重の関係はどうでしょうか．体重は子どもから成人にかけて増加しますが，年齢が高くなると減少する傾向があります．図2-4を見ると逆Ｕ字型になっていますね．このような逆Ｕ字型，あるいはＵ字型の場合には相関係数が０に近い値になることがあります（図2-4の相関係数 r はほぼ０）．そのため，こうした関係があっても無相関，あるいは相関関係が弱いと判断されます[10].

※10　直線的では相関（線形相関）がみられなくても，曲線の相関（非線形相関）がみられたり，外れ値（→1章1-3※4）があったりする場合があるので，散布図を描いて確認することが必要です.

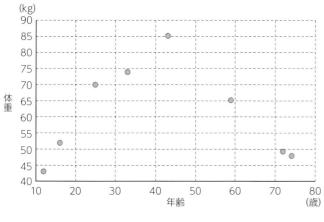

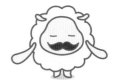

図2-4 **年齢と体重の関係**〔相関係数 $r ≒ -0.07$（ほぼ0）〕

散布図と相関係数の傾向を図2-5にまとめました．散布図を見ると2つの変数の関係がよくわかりますね．

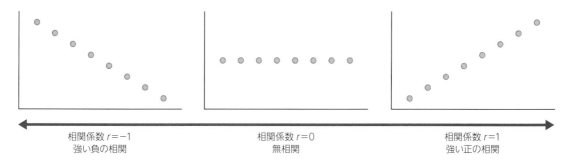

相関係数 $r = -1$	相関係数 $r = 0$	相関係数 $r = 1$
強い負の相関	無相関	強い正の相関

図2-5 **散布図と相関係数の傾向**

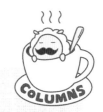

相関関係と因果関係

　相関関係は，一方が変わればもう一方も変わるような関係のことです．因果関係は，一方が原因でもう一方が結果となるような関係のことです．強い相関関係があっても，因果関係があるという証拠にはならないことには注意が必要です．

　散布図と相関でわかることは，見た目の関係があるかどうかということだけです．図2-2の例では，血糖値が低くなると血中ケトン体濃度が上がりますが（糖質の代わりに脂肪が分解されてケトン体が産生），血中ケトン体濃度が少ないと血糖値が上昇するわけではありません（逆の因果関係はない）．血圧と給料に相関関係がみられたとします．それはおそらく年齢が要因になっているのであって，血圧を高くすれば給料が上がるわけではありませんよね．このように，血圧と給料の間に見かけ上関係があるようにしてしまう，両方に影響をもたらす第3の因子（年齢）を交絡因子といいます．

　結果の解釈では，相関と因果を混同しないように注意しましょう．

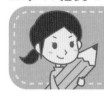

練 習 問 題

ⓐ 散布図と相関係数

数学と物理の小テストの得点データを表に示す.

数学（点）	物理（点）
1	3
2	6
5	7
8	8

❶ データを以下の図へプロットし，散布図を作成せよ.

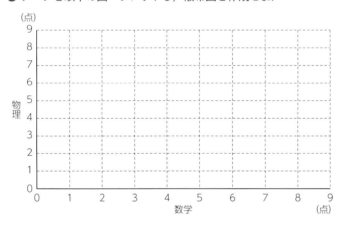

❷ このデータの相関係数 r は 0.9 であった. 相関の強さを評価せよ（表2-2参照, 正負についても述べてください）.

ⓑ 相関

相関について正しいのはどれか.

①因果関係の必須項目である.

②相関係数が大きいほど相関関係は強い.

③相関が全くないときの相関係数は 0 である.

④相関係数は 0 から 100 までの数値で示される.

⑤2つの連続量の一方を使用して他方を推計することをいう.

［第100回（2014年）保健師国家試験問題（午前）35より引用］

ⓒ 保健統計

特定健康診査を受診した 100 人の腹囲と HbA1c 値について，個人ごとの 2 つのデータを一度に示し両者の関連を表現するのに優れているのはどれか．

①折れ線グラフ

②ヒストグラム

③円グラフ

④散布図

［第 102 回（2016 年）保健師国家試験問題（午後）21 より引用］

ⓓ 保健統計

2 つの連続変数間の直線的な関係の強さを示すのはどれか．

①分散

②正規分布

③相関係数

④標準偏差

⑤クロス集計

［第 108 回（2022 年）保健師国家試験問題（午後）26 より引用］

練習問題の 解 答

ⓐ ❶ 正解：

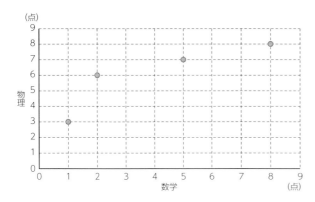

❷ 正解：強い正の相関

　相関係数が正（＋）で1に近い値なので，強い正の相関があると判断できます．

ⓑ 正解：③

　①× 因果関係は原因と結果があるものなので，相関では因果関係を説明できません．

　②× 相関係数は−1〜＋1までの範囲の数値です．相関係数の「絶対値」が1に近いほどその関係は強いといえます．例えば，相関係数$r=0.3$は$r=-0.8$よりも大きい数値ですが，相関関係は$r=-0.8$のほうが強いと判断できます．

　③○ 相関係数が0であれば無相関，すなわち相関関係がないといえます．

　④× 相関係数は−1〜＋1までの範囲の値です．

　⑤× これは，2章2で説明する「回帰」の説明です．

ⓒ 正解：④

　①× 折れ線グラフは，時系列データを示すのに適しています（→1章2-4）．

　②× ヒストグラムは，データの分布を確認する際に使用します（→1章2-2）．

　③× 円グラフは，それぞれのデータが全体に占める割合を示すのに適しています（→1章2-4）．

　④○ 散布図は2つのデータ（変数）間の相関を確認する際に使用します．

ⓓ 正解：③

　相関係数は，2つの連続的なデータの直線的な関係の強弱を示します．クロス集計は2変数のデータを整理するときに便利な方法で，4章-2で紹介します．

2. 回帰

直線を引けば勉強時間からテストの点数を予測できる!?

学習の
ポイント!

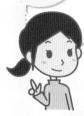

- 相関と回帰の違いについて理解しよう

重要な統計用語

回帰分析

2つの変数 (データ) 間の関係に式 (回帰式) を当てはめ, 片方の値からもう片方の値を予測すること. 変数の関係を直線 (回帰直線) によって表す, 一次方程式の形式 (線形回帰) がよく使われる.

独立変数

回帰直線の式 (回帰式) $y=ax+b$ の x の部分. y の結果を説明する「原因」として扱われる.

従属変数

回帰式 $y=ax+b$ の y の部分. x に応答して決まる「結果」として扱われる.

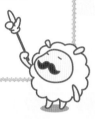

1. 片方からもう片方をズバリ予測！回帰分析

● 回帰分析＝regression analysis

2つの変数に強い相関がある散布図は，右上がり，または右下がりの直線になっていましたね．実はこの直線を使うと，片方の値からもう片方の値が予測できるのです．この予測法を**回帰分析**といいます．

▶2つの変数の関係を直線で表す

散布図を使って2つの変数の関係を直線に当てはめることを**線形回帰**といい，この直線を**回帰直線**といいます．図2-6に，年齢と体重の関係を示す散布図と回帰直線を示しました．

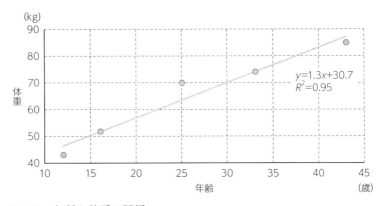

$$y=1.3x+30.7$$
$$R^2=0.95$$

図2-6　年齢と体重の関係

回帰直線は$y=ax+b$という式[※1]で表されます．

図2-6の場合は，$y=$体重，$a=1.3$，$x=$年齢，$b=30.7$となります（$y=1.3x+30.7$）．このとき，aが直線の**傾き**[※2]，bが直線の**切片**です．

式を見ると，y（体重）はx（年齢）による影響を受けていて，xが原因であり，yが結果であることがわかります．この原因xを**独立変数**，結果yを**従属変数**とよびます[※3]．回帰分析では，相関では考えなかった"原因から結果を推定する"という原因→結果（**因果関係**）の方向性を考える必要があります[※4]．

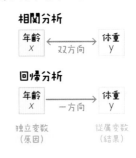

相関分析

| 年齢 X | ←双方向→ | 体重 Y |

回帰分析

| 年齢 X | 一方向→ | 体重 Y |

独立変数（原因）　　　従属変数（結果）

※1　この式を**回帰式**（**回帰方程式**）といいます．なお，統計学では「$y=a+bx$」など，切片を先に書く形も多く見られます．

※2　この傾きを**回帰係数**といいます．傾き＝1.3ということは，年齢が1歳上がると体重が1.3 kg増えるということを表しています．

● 切片＝定数項．$x=0$のときのyの値．

● 独立変数（independent variable）＝説明変数，予測変数

● 従属変数（dependent variable）＝応答変数，目的変数，反応変数，被説明変数，基準変数，結果変数

※3　独立変数が1つの場合の回帰分析は単回帰分析といいます．2つ以上の独立変数を使う（原因が複数）場合は，多変量解析の一つである重回帰分析という方法を使います．この場合，回帰式は$y=ax_1+bx_2+\cdots+z$（切片）となり，ある結果をいくつかの変数によって予測する式となります．従属変数が0か1か（あるかないか）となるデータの場合は，ロジスティック回帰という方法がよく使われます．

※4　原因（独立変数）と結果（従属変数）を逆にすると，回帰式の傾きaと切片bは別の値になります．

▶片方の値からもう片方の値を予測！

この式を使うことで，xの値からyの値を予測することができます．例えば$x=20$（歳）のときの体重yは$1.3×20+30.7=56.7$ですから$y=56.7$（kg）となります．このように，手元にないデータから予測ができると非常に便利ですね．

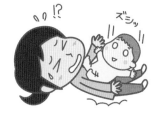

---

advance

回帰式の適用範囲

前述した回帰式（$y=1.3x+30.7$）では，計測した年齢xの範囲は12〜43（歳）です．0歳や100歳の場合はどうなるか，式に代入して確かめてみましょう．

$x=0$（歳）のとき体重yは$1.3×0+30.7=30.7$で$y=30.7$ kg，$x=100$（歳）のとき体重yは$1.3×100+30.7=160.7$で$y=160.7$ kgとなります．赤ちゃんの体重が30 kg以上，100歳の体重が160 kg以上というのは，明らかにおかしいですね．回帰式では，採取したデータの範囲外だとうまく予測できないことがあるので注意しましょう．

回帰式の求め方

回帰式の求め方にはさまざまな方法がありますが，最も一般的な方法は**最小2乗法**です．

- 最小2乗法：残差[※5]の2乗の合計が最小になるような傾きと切片を決めます．
- 最小メディアン法[●]：残差の2乗の中央値が最小になるように傾きと切片を決めます．これによって外れ値の影響の少ない「頑健性[●]」の高い回帰式をつくることができます．

最小2乗法で回帰式$y=ax+b$のa，bの値を設定する際には，回帰直線から予測される予測値と実際の測定データの値との距離（誤差＝**残差**）の2乗の合計（残差平方和[●]）が最小となるようなaとbの値を決定します．

※5 残差（residual）：回帰式で説明しきれずに残った誤差の推定値．回帰式で得られた予測値と各測定値の差．
● 最小メディアン法＝the least median of squares：LMS，LMeds
● 頑健性＝ロバストネス，robustness
● 残差平方和＝残差2乗和，residual sum of square：RSS

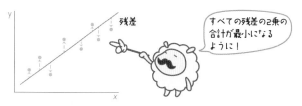

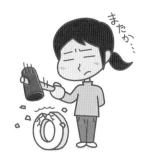

ここで単純に残差をすべて足してしまうと0になってしまうため，2乗します．これはバラツキの一つである分散[●]を求めるときに，偏差の合計ではなく偏差の2乗の合計（偏差平方和）を利用したときと同じような作戦ですね．

● 分散 →1章1-4

《実際にaとbを計算しよう》

最小2乗法では，両方のデータの平均値を通過します（データの重心）．係数aは「$a=\dfrac{共分散[●]}{xの分散}$」で求められます[※6]．係数aを求めたら，xとyの平均を代入してbを求めることができます．

図2-6のデータでは，共分散≒167.16，xの分散≒126.96のため，係数a≒$\dfrac{167.16}{126.96}$≒1.32となります．x（年齢）の平均＝25.8，y（体重）の平均＝64.8を$y=ax+b$を変形した式$b=y-ax$に代入して，b≒$64.8-1.32×25.8$≒30.7となります．

● 共分散 →2章1-3
※6 「a＝相関係数×$\dfrac{yの標準偏差}{xの標準偏差}$」でも求められます．

▶ ピッタリ具合がわかる決定係数

●決定係数＝寄与率

　回帰式の当てはまりのよさを示す値として**決定係数**[●]R^2があります．これは，回帰式で予測した値が，実際の値とどのくらいぴったり合っているか（当てはまっているか）を表す値です．決定係数R^2は通常$0 \sim 1$の間の値をとり，1に近いほど当てはまりがよいことを示します．決定係数R^2が0.5以上の場合には，当てはまりのよい回帰式と判断している場合が多いようです．

advance

決定係数の求め方
決定係数は

$$決定係数 R^2 = \frac{全変動 - 残差変動}{全変動}$$

の式で表されます[※7]．

- 全変動[●]：実際の（yの）データの偏差平方和[※8]
- 残差変動[●]：実際の（yの）データと推定された回帰式から得られた（yの）予測値との差の平方和（残差平方和）[※9]

です．図2-6のデータでは，全変動（偏差平方和）＝1158.8，残差変動（残差平方和）＝58.36のため，決定係数$R^2 \fallingdotseq \frac{1158.8 - 58.36}{1158.8} \fallingdotseq 0.95$となります．

※7 決定係数の別名：回帰式による予測値と実際の値との相関係数を**重相関係数R**とよびます．最小2乗法によって求められた回帰式の場合，重相関係数Rの2乗は決定係数と一致するため，決定係数は便宜上，R^2値（アールじじょうち）とよばれています．図2-6のデータの場合，重相関係数$R \fallingdotseq 0.974$で，2乗すると約0.95となり，決定係数と一致します．

●全変動＝全平方和

※8 偏差平方和＝偏差（データの値 − 平均値）の2乗の合計でしたね（→1章1-4 ※10）．

●残差変動＝残差平方和

※9 予測値との差を残差といい，予測値との差の平方和を残差平方和というのでしたね（→前ページadvance）．

●多変量解析＝multivariate analysis

●重回帰分析＝multiple regression analysis

●多重共線性＝multicollinearity，マルチコ

さまざまな多変量解析
特に回帰分析に関連して，2つ以上の変数（変量）を扱う解析（多変量解析[●]）の手法がいろいろと考えられています．

　p64でも触れた**重回帰分析**[●]では，2つ以上の複数の独立変数（原因）をもとにして，1つの従属変数（結果）を予測します．この際，**多重共線性**[●]といわれるものを考慮する必要があります．多重共線性とは，複数の独立変数の間に強い関係性がみられることをいいます．例えば，独立変数間に強い相関関係がみられる組み合わせがある場合は，正しい結果を求めることができません．このような場合には，相関係数を確認してどちらかの変数を除外するなどの対策が必要となります．

●主成分分析＝principal component analysis，PCA

　主成分分析[●]は，複数の変数のデータをより少数の変数（合成変数，主成分）にまとめて表現する方法です．例えば，5科目のテストの点数のデータを，2つの変数（第1主成分，第2主成分）に合成するなどの使い方ができます．なお，この場合，第1主成分と第2主成分は無相関となります．

●判別分析＝discriminant analysis

※10 判別関数やマハラビノス距離などとよばれます．

　判別分析[●]では，あらかじめデータがいくつかの群（グループ）に分類される場合に，2つ以上の変数によって分類の基準となる式[※10]を求めておきます．新たに得られたデータがどの群に属するかをその式によって予測し，判別することができます．例えば，各種の検査結果から，患者の病気の有無を判別するなどの使い方が考えられます．

練 習 問 題

ⓐ 回帰式

回帰式の説明として誤っているものを選べ.

①2つの変数の一方を原因として，他方の結果を予測するものである.

②決定係数 R^2 の値が1に近いほど当てはまりのよい回帰式であるといえる.

③採取したデータの範囲外では，回帰式による予測は不正確となる場合がある.

④従属変数は説明変数ともよばれている.

ⓑ 保健統計

統計グラフで正しいのはどれか.

①回帰直線の傾きは相関係数と一致する.

②パイ図は経時的変化を表す場合に適している.

③ヒストグラムは度数分布を面積の大きさで表す.

④帯グラフは同一集団における頻度を対比する場合に用いる.

［第93回（2007年）保健師国家試験問題（午前）72より引用］

ⓒ 保健統計

ある集団の特定健康診査で得られたBMIと血圧との関連を表すのに適した指標はどれか. 2つ選べ.

①散布度

②四分位数

③相関係数

④変動係数

⑤回帰係数

［第104回（2018年）保健師国家試験問題（午前）38より引用］

練習問題の　解　答

ⓐ 正解：④

①○ 回帰分析では，2つの変数の一方を独立変数（原因 x）として，もう一方の従属変数（結果 y）を予測します．

②○ 決定係数 R^2 の値が1に近いほど，実際のデータ（のバラツキ具合）をうまく説明できているといえます．

③○ 採取したデータの範囲外では，回帰式に当てはめてもうまく予測ができない場合があります．

④× 従属変数は応答変数，目的変数などともよばれます．独立変数は説明変数ともよばれます．どの言葉も一般的によく使われていますので，言葉の意味で混乱しないようにしましょう．

ⓑ 正解：③

①× 相関係数は−1〜+1の値をとる，相関の強さを表す数字です．回帰直線の傾きとは通常一致しません．

②× パイ図＝円グラフのため，全体に対する各データの割合を示す場合に適しています．経時的変化を示す際には，折れ線グラフや帯グラフの使用が適しています．

③○ ヒストグラムは度数分布を棒の高さで示しています．それぞれの階級を示す柱の幅は一定であり，面積を示すことにもなります．

④× 帯グラフはデータの割合を集団間や時系列で比較する際によく使用されます．

ⓒ 正解：③，⑤

2種類の変数の関係を表しているのは，相関・回帰で用いる相関係数・回帰係数になります．回帰係数は，回帰式における傾きの部分です．散布度，四分位数，変動係数は，主に1種類の変数のバラツキ具合を示すものであり，変数間の関係を探るときにはあまり用いません．

1. 推定と検定

全部は調べられないよ！一部を調べて全体を予測しよう

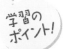

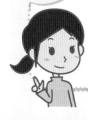

学習の
ポイント！

- 記述統計と推測統計の違い，母集団と標本について理解しよう

- 標準偏差と標準誤差の違いについて理解しよう

- 標準誤差と信頼区間の関係について理解しよう

- 推定と検定の基本的な考え方を理解しよう

重要な公式

- 標準誤差

$$標準誤差(\mathrm{SE}) = \frac{標準偏差(\mathrm{SD})}{\sqrt{サンプルサイズ}}$$ 　母集団のサイズが大きいときに成り立つ

- 母平均の信頼区間

95%信頼区間＝標本平均±1.96×標準誤差

99%信頼区間＝標本平均±2.58×標準誤差

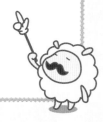

重要な統計用語

推定（統計学的推定）

推測ともいう．得られたデータ（標本）から母集団の値を推測すること．

標準誤差

母集団から選びだした（抽出した）標本の平均値（標本平均）がどれだけばらついているかを示す．標本平均の標準偏差．

信頼区間

母数（母集団の代表値）がそのなかに入っていることが推定できる区間のこと．標本平均と標準誤差から，母平均の信頼区間を推定することができる．

検定

統計学的仮説検定ともいう．得られたデータに対して「仮説」を立て，それが正しいかどうかを判断する方法のこと．

有意水準

仮説が正しいかどうかを判断する基準．一般的に5％がよく用いられる．

p 値

例えばグループAとグループBから得られたデータ間に“差がない”と仮定した場合に（帰無仮説），観察されたデータ以上に極端な結果が得られる確率（probability）のこと．p 値が小さい＝偶然その結果になることはまれなため，単なる偶然とは考えにくい（有意差があると考える）．

1. 記述統計と推測統計
～すべて調べるか，一部だけ調べるか

1章と2章では，調査対象をすべて調べて，データの性質や特徴を見つけだしてきましたね．この方法を「**記述統計学**」といいます．しかし，例えば20歳の日本人女性の血中ヘモグロビン濃度を知りたいとき，すべての人を調べるのは大変ですよね．そこで3章と4章では，調査対象の一部を調べて，データ全体の性質や特徴を「**推定**」または「**検定**」する「**推測統計学**」について説明していきます．

● 検定＝test

▶ すべて調べて特徴を記述する「記述統計」

● 母集団＝population

※1 これを**悉皆**（しっかい）**調査**（**全数調査**）といいます．
● データの分類 →1章 1-1
● 度数分布表 →1章 2-1
● ヒストグラム →1章 2-2
● 適当なグラフの作成 →1章 2-4
● 平均値，中央値 →1章 1-3
● 標準偏差 →1章 1-4
● 要約統計量＝記述統計量 →1章 1-2

統計学では，調査対象の集団全体を**母集団**とよびます．記述統計学では，母集団のすべてを調査して※1すべての情報を入手し，得られた情報を整理して，特徴を簡潔に表す方法について考えます．例えば，データの分類，度数分布表やヒストグラム，適当なグラフの作成，平均値，中央値や標準偏差などの要約統計量の計算などがあります．

しかし，母集団すべてを調査するのは，時間，労力，資金，あるいは倫理上の問題などにより，行うことが困難な場合があります．

▶ 一部だけ調べて全部に当てはまるか推測する「推測統計」

● 標本抽出＝サンプリング
※2 一部の対象を**標本**（サンプル，sample）といい，標本を調べることを**標本調査**（サンプル調査）といいます．

推測統計学では，調査対象である母集団のなかから一部の対象を選び出して（標本抽出して）調査し※2，得られた情報から母集団の傾向を推測・推定します．

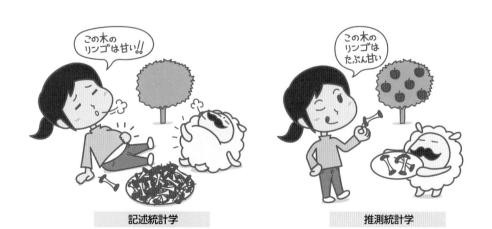

記述統計学　　　　　　　　　推測統計学

2. 推定～一部のサンプルから全体を予測！

標本のデータから母集団のデータを推定する方法の例として，点推定と区間推定の2つを紹介します。

▶ ズバリ！ 1つの値を求める点推定

標本の平均値，標準偏差，分散※などの要約統計量から，母集団の平均値，標準偏差，分散（それぞれ母平均，母標準偏差，母分散といいます）などの**母数**※3 を推定して1つの値を求めることを**点推定**といいます。

●分散 →1章1-4

※3 母平均，母標準偏差，母分散などの母集団の特徴（データ分布）を示す値を母数（パラメーター，parameter）といいます。

advance

不偏推定量

標本の選び方に偏りがなければ，標本から計算した平均値である標本平均（m）は，母集団の平均値である母平均（μ と表します※4）とぴったり一致すると考えられます。このように，標本からの偏りのない推定値を**不偏推定量**といいます。

一般的に，平均値に関しては，標本平均を母平均の不偏推定量として扱いますが，分散については違います。標本から計算した分散である標本分散（s^2）は，母集団の分散である母分散（σ^2）よりも小さくなる傾向があります。

例えば，3，7という2個の標本から標本平均と標本分散※5 を求めてみます。

標本平均（m）$= \dfrac{3+7}{2} = \dfrac{10}{2} = 5$

標本分散（s^2）$= \dfrac{(3-5)^2+(7-5)^2}{2} = \dfrac{4+4}{2} = \dfrac{8}{2} = 4$

となります。しかし，このときに標本の選び方に偏りがあると，母平均（真の平均）も5であるとは限りません。母平均が仮に4だった場合には，

母分散（σ^2）$= \dfrac{(3-4)^2+(7-4)^2}{2} = \dfrac{1+9}{2} = \dfrac{10}{2} = 5$

となります。また母平均が仮に6だった場合には，

母分散（σ^2）$= \dfrac{(3-6)^2+(7-6)^2}{2} = \dfrac{9+1}{2} = \dfrac{10}{2} = 5$

となります。このような場合，標本分散は4ですが，母分散は5となり，標本分散が母分散よりも小さくなります。標本分散≦母分散となりやすいのです。

そこで，標本の偏りを除いて標本分散が母分散と等しくなるように，**サンプルサイズ**※6 を使って調整します。この調整したものを**不偏分散**（u^2）といいます。

不偏分散（u^2）＝ 標本分散（s^2）$\times \dfrac{\text{サンプルサイズ}}{\text{サンプルサイズ}-1}$

標本分散（s^2）$= \dfrac{\text{偏差の2乗の合計（偏差平方和）}}{\text{サンプルサイズ}}$ のため，

不偏分散 $= \dfrac{\text{偏差平方和}}{\text{サンプルサイズ}} \times \dfrac{\text{サンプルサイズ}}{\text{サンプルサイズ}-1} = \dfrac{\text{偏差平方和}}{\text{サンプルサイズ}-1}$

とも表せます。例えば，偏差平方和が12，サンプルサイズが4の場合は，標本分散 $= \dfrac{12}{4} = 3$，不偏分散 $= \dfrac{12}{4-1} = 4$ となり，標本分散より少し大きくなります。ただし，**大数の法則**®から，サンプルサイズが大きいほど標本平均は母平均に近づくため，この調整の影響はとても小さくなります。

※4 母数は μ などのギリシャ文字で示す場合があります。本によって異なりますが，本書で用いる表記について，例を下に示します。無理に覚えなくても統計学の理解は可能ですが，文字式を使う解説書も多いので参考にしてください。
- 母平均 μ（ミュー）↔標本平均 m（mean）
- 母標準偏差 σ（シグマ）↔標本標準偏差 s（standard deviation）
- 母分散 σ^2↔標本分散 s^2
- 母相関係数 ρ（ロー）↔標本相関係数 r

※5 分散 $= \dfrac{\text{偏差の2乗の合計}}{\text{データの数}}$ でしたね。

※6 サンプルサイズ（n，sample size，標本データの数，標本の大きさ）：サンプル数（標本数）という表記もしばしばみられますが，サンプル群の数なのか，1つのサンプル群内のデータ数なのか混乱を招きます。後者を明確に示す場合にはサンプルサイズ（標本の大きさ）という書き方のほうがよいでしょう。
また，一般的にサンプルサイズは「n」，母集団のデータ数は「N」で示します。
●不偏分散＝母分散の不偏推定量
●大数の法則＝law of large numbers

大数の法則

試行の回数を増やすことによって，実際に観察される事象の起こる確率が理論的な確率に近づくという法則です．試行の回数（サンプルサイズ）が少ないと平均値のバラツキが大きくなりますが，試行の回数（サンプルサイズ）が大きいと母集団の平均値に近い値が得られることになります．例えば，サイコロの6の目の出る確率は$\frac{1}{6}$ですが，6回振ったら6が必ず1回だけ出るとは限りません．しかし，100回，1000回，10 000回とサイコロを振る回数を増やしていけば，$\frac{1}{6}$に近づいていきます．

▶ このあたり…幅をもたせる区間推定

標本平均から母平均を推定する場合，すべてのデータを調査したわけではないため，誤差があることを考慮しなければなりません．そこで，特定の1つの値にしぼらず，"2つの値の間に母数が含まれている"と幅・区間をもたせて推定することを**区間推定**といいます．

例えば，とある病気の入院日数がどれくらいになるかを推定する場合，同じ病気の人々の入院日数を調べますね．その結果から，点推定では1つの値として，平均値が50日といいます．区間推定では，95％の確率で平均値が30〜70日の間に入るといいます．

サンプルサイズが大きくなると，標本平均の分布は，平均＝母平均（μ），分散＝$\dfrac{母分散(\sigma^2)}{サンプルサイズ(n)}$の正規分布に従うと考えます（中心極限定理）．このときのバラツキ，つまり標本平均の分布の標準偏差（$=\sqrt{分散}=\sqrt{\dfrac{\sigma^2}{n}}=\dfrac{\sigma}{\sqrt{n}}$）を**標準誤差**（**SE**）といいます．

$$標準誤差(SE)=\frac{標準偏差(SD)}{\sqrt{サンプルサイズ}}\text{※7}$$

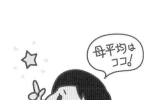

点推定

母平均はココ！

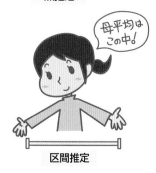

区間推定

母平均はこの中！

● 中心極限定理 →1章3-2

● 標準誤差＝ standard error：SE

※7 母集団のサイズが大きいときに成り立つ式です．

---

advance

標準偏差と標準誤差

標準偏差は標本データ全体のバラツキ具合を示し，標準誤差は標本平均のバラツキ具合を示します．

- 標準偏差：得られたデータのバラツキ具合を示す（「平均値±標準偏差」として表されます）→採集データのバラツキを示したい・比べたいときに使用
- 標準誤差：母平均がどの範囲にあるかを示す（「平均値±標準誤差」として表されます）→母平均の推定や，平均値の差を示したいときに使用

正規分布の性質※8 から，標本平均±2×標準誤差（SE）の範囲には，約95％の確率で母平均が含まれることになります．この範囲＝区間のことを**信頼区間**といいます．

※8 正規分布では，平均値±2×標準偏差（SD）の範囲にデータの約95％，平均値±3×標準偏差（SD）の範囲にデータの約99％が含まれるのでしたね（→1章3-3）．

● 信頼区間＝ confidence interval：CI

$$母平均の95\%信頼区間＝標本平均±1.96×標準誤差（SE）$$

$$母平均の99\%信頼区間＝標本平均±2.58×標準誤差（SE）$$

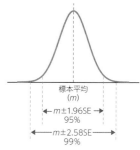

標準誤差と区間推定
標本平均±1.96×標準誤差（SE）の区間に95％の確率で母平均が含まれます（95％信頼区間）.

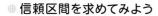**advance**

95％信頼区間の意味

信頼区間は標本平均をもとに推定しています. 標本のデータはいつもバランスよく採取できるわけではないので（例えば体重なら、たまたま運悪く軽い人ばかりの可能性もありますね）、データを採取するたびに標本平均にバラツキが出てしまいます. 95％信頼区間には100回のデータ採取のうち95回は母平均＝集団の本当（真）の平均値が含まれるということになります.

● 信頼区間を求めてみよう

日本全国の20歳女性の血中ヘモグロビン濃度を調査するため、100名からデータを採取したとき、平均値±標準偏差＝13.0±2.0 g/dLだったとします. このときの信頼区間を計算してみましょう.

母集団は全国の20歳の女性、サンプルサイズは100、標本平均は13.0、標本標準偏差は2.0となります.

$$標準誤差（SE）＝\frac{標準偏差（SD）}{\sqrt{サンプルサイズ}}＝\frac{2.0}{\sqrt{100}}＝\frac{2.0}{10}＝0.2$$

とします. そのため

- 95％信頼区間＝標本平均±1.96×標準誤差（SE）

$$＝13.0±1.96×0.2$$

$$＝13.0±0.392$$

- 99％信頼区間＝標本平均±2.58×標準誤差（SE）

$$＝13.0±2.58×0.2$$

$$＝13.0±0.516$$

となります[9].

血中ヘモグロビン濃度の例だと…

100回データの採取を行うと95回は
13.0-0.392～13.0+0.392 g/dL
（12.608～13.392 g/dL）
の範囲に母平均（母集団の平均値）が含まれる！

3. 検定～その仮説は正しいかを調べる！

例えば、ある調査の結果、朝食を毎日食べている人たちと、そうでない人たちの血圧の平均値に違いがみられたとします. それがたまたま偶然にみられた差なのか、偶然とは考えにくく実際に差がありそうなのかを判断するための方法があります. それが**統計学的仮説検定**です. 得られたデータに対して立てた「仮説」が正しいかどうかを判断することができます.

[9] 標本平均のバラツキである標準誤差は、サンプルサイズが大きくなるほど小さくなり、区間推定の精度が向上します. 例えば、この血中ヘモグロビン濃度の例でサンプルサイズが10 000だった場合.
- 標準誤差$＝\frac{2.0}{\sqrt{10\,000}}＝\frac{2.0}{100}＝0.02$
- 95％信頼区間＝13.0±1.96×0.02＝13.0±0.0392
- 99％信頼区間＝13.0±2.58×0.02＝13.0±0.0516
となり、信頼区間の幅がぐっと狭まります.

※10　統計学ではグループを群ということがあります.
※11　群どうしだけではなく, 群を母集団や期待値などと比較する場合もあります.

さまざまな検定方法がありますが, 2群以上※10※11のデータ傾向が一致するかどうかを判断する方法などがよく使われます.

検定の手順は, ①仮説の設定, ②データ（標本）の種類と確率分布の仮定, ③検定方法の選択と検定統計量の計算, ④仮説の採択です（図3-1）.

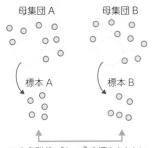

この2群（2グループ）の標本をもとに母集団に差(違い)があるか調べる!

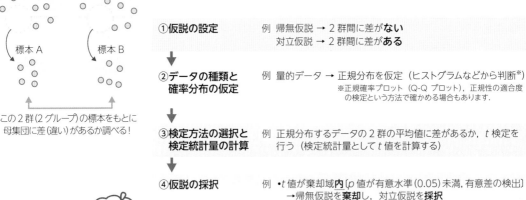

①仮説の設定	例	帰無仮説 → 2群間に差が**ない** 対立仮説 → 2群間に差が**ある**
②データの種類と 確率分布の仮定	例	量的データ → 正規分布を仮定（ヒストグラムなどから判断※） 　※正規確率プロット（Q-Q プロット）, 正規性の適合度 　　の検定という方法で確かめる場合もあります.
③検定方法の選択と 検定統計量の計算	例	正規分布するデータの2群の平均値に差があるか, t 検定を 行う（検定統計量として t 値を計算する）
④仮説の採択	例	• t 値が棄却域**内**〔p 値が有意水準 (0.05) 未満, 有意差の検出〕 　→帰無仮説を**棄却**し, 対立仮説を**採択** 　　（2群の平均値に差があるとする） • t 値が棄却域**外**〔p 値が有意水準 (0.05) 以上〕 　→帰無仮説を**棄却できない**（どちらも採択できない） 　　（2群の平均値に差があるかわからない）

図3-1　検定の手順（例：t 検定）

▶ 検定の手順をみていこう

①仮説の設定

先ほどの例のように, 朝食摂取者と非摂取者の血圧を比較して, 2群間に本当に差があるのかを調べたいとします. 本当に差があるといえれば, 高血圧予防に朝食摂取が重要であるなどの説明ができますね. しかし, 何をもって差があると判断すればよいのでしょうか※12.

※12　例えば極端な話, 同じ母集団からとったデータであっても平均値が完全に一致する可能性は低いと考えられ, 違いがあるようにみえてしまうかもしれません.

そこで, 証明したい仮説と反対の仮説, 例えば"2群間には差がない"という仮説を立てます. ちょっと回りくどいのですが, 差がないことを否定することによって, 間接的に差があることを証明しようというわけです. この差がないとする仮説は, これを無に帰したい（否定したい）ということで**帰無仮説**といいます. それに対し, 実際に証明したい仮説（2群間に差がある）を**対立仮説**といいます.

● 帰無仮説＝null hypothesis

● 対立仮説＝alternative hypothesis

2群のデータ間に差がないとする帰無仮説を基本として, その反対に差があるとする対立仮説の2つの仮説を立てることになります. 検定では, 帰無仮説が正しいとの仮定（差がない場合）のもとで, どの

くらいの確率でこのようなデータがとれるかを考え，帰無仮説が誤っていると判断（帰無仮説を棄却(ききゃく)）できれば，対立仮説を採択します．

②データの種類と確率分布の仮定

3章ではデータが正規分布すると仮定した検定について扱います．特定の確率分布を仮定しない検定については4章で扱います．

③検定方法の選択と検定統計量の計算

これまでの仮説に適した検定方法を選択して行います．例えばt検定ならt値を計算します．具体的な検定の方法については3章2〜4章で詳しく説明します．

④仮説の採択

観察されたデータから計算した**検定統計量**[13]（t値など）が，帰無仮説が正しい場合の検定統計量の分布の**棄却域**[14]に入るかをみて判断します．例えば，t検定（3章2）なら，t値が棄却域に入っていれば，帰無仮説を棄却（否定）します．

観察されたデータから検定統計量を計算すると，帰無仮説が正しい（差がない）場合の検定統計量の分布において，その検定統計量以上に極端な結果が得られる確率（**p値**）がわかります．もし，帰無仮説が正しければ，検定統計量は分布の端（極端な結果）ではなく，分布の真ん中付近にくるはずですのでp値は大きくなります．

次にp値を**有意水準**[15]と比べます．有意水準は帰無仮説が正しいかどうかの基準となる確率です．

- p値が有意水準より小さい（棄却域に入る）→偶然とは考えられない差（**有意差**）がある→帰無仮説は誤り（帰無仮説を棄却，対立仮説を採択）
- p値が有意水準より大きい→有意差が認められない→帰無仮説は誤りとはいえない[16]

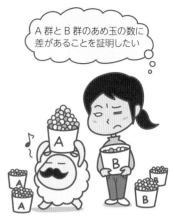

A群とB群のあめ玉の数に差があることを証明したい

A群とB群に差がない（数は同じ）	A群とB群に差がある（数が違う）
帰無仮説 vs	**対立仮説**

※13 検定統計量：統計学的仮説検定のために使われる，標本から求める値のことです．t, χ^2, Fなどがあります．

※14 棄却域：帰無仮説を棄却（否定）できる範囲のことです．帰無仮説が正しい場合の検定統計量の分布で，端（すそ野）の部分，つまり，めったに起こらない部分に当たります．

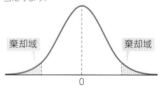

帰無仮説が正しい場合の検定統計量の分布（帰無分布）と棄却域

● p値＝有意確率

※15 有意水準：帰無仮説を棄却する確率の基準です．通常は，5％か1％に設定されます．検定を行う前に必ず決めておく必要があります．αで表されます（例 $\alpha = 0.05$（有意水準5％）］．危険率とよばれることもあります（後述p76）．

● 有意差＝significant difference

※16 帰無仮説が棄却できなくても，帰無仮説が正しい（差がない）かどうかはわからないことに注意してください（帰無仮説が棄却されない場合は，何も結論が出ません，有意差がないとはいえません）．有意差が「検出」されなかったといいます（→3章2-2）．

advance

有意差って？

p値が有意水準〔通常は5％（0.05）〕よりも小さい場合には，得られた差が偶然に生じたとは確率的に考えにくく，意味がある差である（有意な差＝有意差がある）と考えます．見方を変えれば，確率的には非常に低いけれども，偶然に生じた可能性が5％未満はあるということにもなります．ですが，それは確率的にはほぼ起こらないと考えてもよいだろうということなのです．

▶検定で気を付けること

◉棄却域の範囲

仮説設定のしかたによって，棄却域の範囲が異なることに注意が必要です．例えば，グループAとグループBの2群間の平均値に差があるかどうかをみる場合，グループAの平均値がグループBの平均値より大きい場合と小さい場合の両方を考える場合（**両側検定**^{りょうがわ}）と，大きい場合だけなどの片方だけを考える場合（**片側検定**^{かたがわ}）とで棄却域の範囲が違います※17．

◉2種類のミス

仮説の採択に関して，次の2種類のミスにも注意する必要があります．

- **第1種の過誤**：実際には棄却できない帰無仮説を誤って棄却する間違いをいいます．つまり，差がないのに差があると判定してしまう間違いです．検定で定める有意水準は第1種の過誤を犯す確率（**危険率＝α**）ということになります．

- **第2種の過誤**：実際には棄却できる帰無仮説を棄却しない間違いをいいます（第2種の過誤を犯す確率＝β）．つまり，差があるのにないと判定してしまう間違いです．この間違いを犯さず，有意差を検出できる確率は**検出力**とよばれます※18．

● 両側検定＝two-tailed test
● 片側検定＝one-tailed test
※17　この使い分けについては，検定方法の説明の際に詳しく説明していきます（→3章2-2）．
● 第1種の過誤＝タイプⅠエラー，type I error，αエラー
● 第2種の過誤＝タイプⅡエラー，type Ⅱ error，βエラー
● 検出力（power）＝$1-\beta$
※18　第1種の過誤を犯す確率（α）を減らす対策としては，有意水準を厳しい値に調整することが考えられますが，それをしすぎると第2種の過誤を犯す確率（β）が高くなってしまうため，有意水準の補正には慎重な対応が必要です．

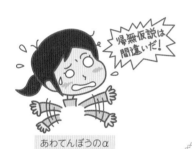

帰無仮説は間違いだ！

あわてんぼうのα

帰無仮説は正しいんじゃない？

ボンヤリのβ

---

advance

αとβのエラー

すでにお話ししたように，第1種の過誤を犯す確率はα，第2種の過誤を犯す確率はβで示されます．αはあわてんぼうのα（あわてて帰無仮説を棄却してしまう），βはボンヤリのβ（ボンヤリして有意差を見落としてしまう）などといわれます．あわてず，ボンヤリせず，慎重に判断しなければなりません．

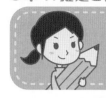

練 習 問 題

ⓐ 点推定と区間推定

推定について説明した以下の文章のなかで誤っているものを1つ選べ.

① 調査集団（母集団）の一部（標本，サンプル）を抽出し，集団全体の性質を予想する.

② 標本抽出して得られた平均値（標本平均）は母平均の不偏推定量として使用される.

③ 標本抽出して得られた分散（標本分散）は母分散の不偏推定量として使用される.

④ 標準誤差は標本平均のバラツキ具合を示す.

⑤ 標本平均±1.96×標準誤差の範囲内に母平均が95％の確率で含まれる.

ⓑ 標準誤差と信頼区間

18歳女性100人（サンプルサイズ＝100）から血中ヘモグロビン濃度のデータ（g/dL）を採取した結果，標本平均が12.0，標本標準偏差が1.0となった.

❶ 標準誤差＝$\dfrac{標準偏差}{\sqrt{サンプルサイズ}}$として，標準誤差を計算せよ.

❷ 標本平均±1.96×標準誤差の式を用いて，95％信頼区間を計算せよ.

❸ 標本平均±2.58×標準誤差の式を用いて，99％信頼区間を計算せよ.

ⓒ 標準誤差と信頼区間

データ採取の結果，サンプルサイズ＝9，標本平均＝55，標本標準偏差＝15，標本分散＝225となった.

❶ 標準誤差＝$\dfrac{標準偏差}{\sqrt{サンプルサイズ}}$として，標準誤差を計算せよ.

❷ 標本平均±1.96×標準誤差の式を用いて，95％信頼区間を計算せよ.

❸ 標本平均±2.58×標準誤差の式を用いて，99％信頼区間を計算せよ.

❹ サンプルサイズが25だった場合の標準誤差を計算せよ.

❺ サンプルサイズが25だった場合の95％信頼区間を計算せよ.

❻ サンプルサイズが25だった場合の99％信頼区間を計算せよ.

ⓓ 検定

検定について説明した以下の文章のなかで誤っているものを１つ選べ.

　①データ間に差がないとする仮説を帰無仮説とよぶ.

　②帰無仮説が正しい場合に，標本から計算した検定統計量以上に極端な結果が得られる確率を p 値（有意確率）とよぶ.

　③得られた検定統計量が帰無仮説に従うか判断する基準となる確率を有意水準とよぶ.

　④p 値が有意水準よりも小さい場合には帰無仮説を採択する.

　⑤実際には棄却できない帰無仮説を誤って棄却する間違いを第１種の過誤とよぶ.

ⓔ 保健統計

A市の２地区間で，喫煙率が異なると予想して両地区で喫煙状況に関する標本調査を行った. 統計学的検定を行い「仮説B：２地区の母喫煙率は等しい」が棄却されたので，２地区の喫煙率には有意差があると判断した.
仮説Bはどれか.

　①閾値仮説

　②帰無仮説

　③研究仮説

　④対立仮説

　⑤直線仮説

［第106回（2020年）保健師国家試験問題（午前）28より引用］

ⓕ 保健統計

検定の結果，有意差（有意確率0.05）が認められなかった.
帰無仮説の解釈で正しいのはどれか.

　①帰無仮説は正しい.

　②帰無仮説は誤りである.

　③帰無仮説は５％の確率で起こりうる.

　④帰無仮説は正しいかどうかわからない.

［第96回（2010年）保健師国家試験問題（午後）19より引用］

ⓐ 正解：③

①○ 推定では，標本抽出して得られたサンプルから母平均や母標準偏差などを推定します．

②○ 標本平均は母平均の不偏推定量として扱います．

③× 標本分散は母分散よりも小さくなる性質があるため，特に標本が少ない場合には，$\dfrac{サンプルサイズ}{サンプルサイズ-1}$をかけて調整したものを偏りのない不偏推定量とします．

④○ 標本平均は毎回異なる値をとる可能性があります（バラツキがあります）．これを示すのが標準誤差です．

⑤○ 標本平均±1.96×標準誤差（SE）の範囲内には母平均が95％の確率で含まれます．

ⓑ ❶ 正解：0.1（g/dL）

標準誤差$(SE)=\dfrac{標準偏差(SD)}{\sqrt{サンプルサイズ}}$に数値を代入すると，$\dfrac{1.0}{\sqrt{100}}=\dfrac{1}{10}=0.1$

❷ 正解：12.0±0.196（g/dL）

95％信頼区間＝標本平均±1.96×標準誤差（SE）に数値を代入する．❶より標準誤差＝0.1なので，12.0±1.96×0.1＝12.0±0.196

❸ 正解：12.0±0.258（g/dL）

99％信頼区間＝標本平均±2.58×標準誤差（SE）に数値を代入する．❶より標準誤差＝0.1なので，12.0±2.58×0.1＝12.0±0.258

ⓒ ❶ 正解：5

標準誤差$(SE)=\dfrac{標準偏差(SD)}{\sqrt{サンプルサイズ}}$に数値を代入すると，$\dfrac{15}{\sqrt{9}}=\dfrac{15}{3}=5$

❷ 正解：55±9.8

95％信頼区間＝標本平均±1.96×標準誤差（SE）に数値を代入する．❶より標準誤差＝5なので，55±1.96×5＝55±9.8

❸ 正解：55±12.9

99％信頼区間＝標本平均±2.58×標準誤差（SE）に数値を代入する．❶より標準誤差＝5なので，55±2.58×5＝55±12.9

❹ 正解：3

標準誤差$(SE)=\dfrac{標準偏差(SD)}{\sqrt{サンプルサイズ}}$に数値を代入すると，$\dfrac{15}{\sqrt{25}}=\dfrac{15}{5}=3$

❺ 正解：55±5.88

95％信頼区間＝標本平均±1.96×標準誤差（SE）に数値を代入する．❹より標準誤差＝3なので，55±1.96×3＝55±5.88

❻ 正解：55±7.74

99％信頼区間＝標本平均±2.58×標準誤差（SE）に数値を代入する．❹より標準誤差＝3なので，55±2.58×3＝55±7.74

サンプルサイズが大きくなると推定の精度が増し，標準誤差も小さな値となります．標準誤差が小さくなることで信頼区間の幅も小さくなります．

ⓓ 正解：④

①○ データ間に差がないとする仮説を帰無仮説，差があるとする仮説を対立仮説とよびます．

②○

③○

④× p値が有意水準を下回ったときには，帰無仮説を棄却し，対立仮説を採択します．

⑤○

ⓔ 正解：②

統計学的検定では，研究を通して検証・検討される研究仮説に対して，対立仮説と帰無仮説を立てます．帰無仮説が成り立つと仮定し，有意差が検出された場合には，帰無仮説を棄却し対立仮説を採択します．この問題では，「2地区で喫煙率が異なる」という研究仮説に対して，対立仮説は「2地区で喫煙率が等しくない」，帰無仮説は「2地区の喫煙率は等しい」となるため，仮説Bは帰無仮説です．なお，閾値仮説や直線仮説（閾値なし直線仮説）は，放射線の被ばく線量と生物影響との関係についての考え方になります．

ⓕ 正解：④

有意差が認められない場合，帰無仮説は誤りとはいえず，帰無仮説が正しいかどうかの判定を行うことはできません．正しい可能性と間違っている可能性の両方が残っていることになります．

2. t 検定

差があるの，ないの!?　2つのデータ間の違いを検出！

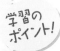

**学習の
ポイント!**

- t 検定の特徴について理解しよう

- F 検定の特徴について理解しよう

- データの対応について理解しよう

- 相関係数，回帰係数の検定方法について理解しよう

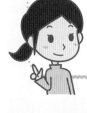

重要な公式

- 検定統計量 t

$$t = \frac{\text{データの差の平均値}}{\text{データの差の標準誤差}}$$
（対応ありの場合）

$$t = \frac{\text{データの平均値の差}}{\text{「データの平均値の差」の標準誤差}}$$
（対応なしの場合）

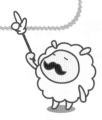

重要な統計用語

t 検定

2群の平均値の差（2群の平均値に違いがあるかどうか）の検定に用いる．t 分布に従う検定統計量 t（t 値）を利用した検定．3種類あり，データの性質によって使い分けられている．

t 分布

少ないサンプルから母平均を予想する際に用いる分布．自由度によって形が変化し，サンプルサイズが大きくなると正規分布に近い形になる．

自由度

値が固定しておらず，自由に値を決めることができるデータの数．用いる解析によって自由度の計算方法は異なる．

対応のあるデータ

同じ個体から異なる時期に得られたデータのように，対（ペア）になっているデータ．

F 検定

2群の等分散性（分散が等しいかどうか）の検定に用いる．F 分布に従う検定統計量 F（分散比）を利用した検定．

F 分布

連続型の確率分布の一つ．2つの自由度から分布の形が決まる．

分散分析

3群以上の平均値の差の検定に用いる．分散比（F 値）を利用する検定．

無相関の検定

相関係数に対する検定．相関係数が0と有意に異なるかを t 検定を使って調べる．

1. 2つのグループに違いはある？ t検定で探る！

▶ t検定って？

3章1では検定の流れを学びました[※1]. 次はいよいよ具体的な検定方法に入ります.

まずは，2つの群のデータを比べてみましょう. データの代表値として平均値がありましたね. **2つの群の平均値に違いがある**かどうかは，**t検定**[※2]という検定方法で調べられます.

t検定では，帰無仮説を「2群の母平均は等しい（差がない）」とし，対立仮説を「2群の母平均は等しくない（差がある）」とします. 帰無仮説を棄却することができれば，統計学的に2群の平均値には違いがあるといえます.

t検定には，標本が少ないとき（30より小さいくらい）に用いられる**t分布**という分布を利用します. t分布は連続型の分布で，**自由度**によって形が異なることが特徴です（図3-2）.

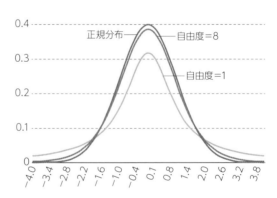

図3-2 **t分布**
t分布は自由度が大きくなると正規分布に近づきます.

※1 「2群間に差がない」とする仮説＝帰無仮説，「2群間に差がある」とする仮説＝対立仮説として，有意差があるかを調べるのでしたね.

※2 t検定（t-test）は**量的データ**に対し，2群間の平均値を比較します. 正規分布していることが必要です. 質的データや正規分布していない場合には使えません. 使えない場合の検定については4章で紹介します.

● 自由度＝degree of freedom：df

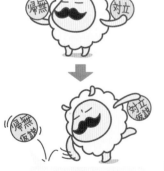

t検定 2群の母平均に差があるはず！

2群の母平均には差がない
帰無仮説 vs **対立仮説**
2群の母平均には差がある

こっちを棄却したいのだ！

---

advance

自由度

自由度とは，自由に値を決めることができるデータの数です. 例えば，サンプルサイズ（n）が5のとき，4つのデータを指定すれば，残りの1つは自然に決まってしまいます. 5つのデータの平均値が10だとして，4つまでは自由に値を決められるので，仮に6, 8, 10, 12だとすると，残りの1つは$\frac{(6+8+10+12+X)}{5}$＝10でXは14しかありえませんよね. したがってこのとき，自由度（df）＝4となります. 対応のあるt検定では，自由度は「サンプルサイズ（n）－1」で求めることができます.

図3-2を見てみると，t分布は正規分布によく似ていますが，自由度が小さい（サンプルサイズが小さい）と，頂上が低く，すそ野が高い（バラツキ具合が大きい）形になっています※3．t検定では，それぞれ当てはまる自由度のt分布を用いて，帰無仮説が棄却できるかどうかを判断します．

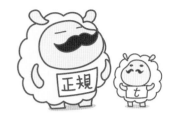

※3　自由度が大きく＝サンプルサイズが大きくなれば，正規分布により近い形になります．

▶対応のある・なしが大事!?

t検定には，データの性質によって3種類の方法があります（図3-3）.

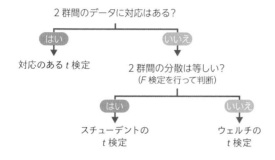

図3-3　3種類のt検定
t検定はデータの性質によって使い分けがあります．

● 対応のある場合

まず，データに対応があるかどうかを判断します．「**対応のあるデータ**」とは，基本的には同じ個体（同じサンプル）から採取した，対（ペア）になっているデータのことをいいます．

● 対応のあるデータ＝paired data

advance

データの対応

一般的には，同じ対象から実験の前後や2つの条件で得られた同じ種類のデータを対応のあるデータといいます．ただし，相関や回帰で用いるデータもペアであるといえるため，こうしたデータも対応のあるデータとよぶ場合もあります．

例えば，20歳女性の血中ヘモグロビン濃度を調べ，10年後（30歳の時点）に追跡調査を行い，同じ人からデータを採取（サンプリング）した場合，20歳のデータと30歳のデータは「**対応がある**」（ペアになっている）ことになります．その場合は**対応のあるt検定**を行います．

● 対応のあるt検定＝paired t-test

● 対応のない場合

2群間に対応のない場合には，2群の分散が等しいかどうかによっ

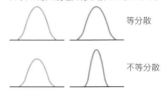

※4 等分散：2群の分散が等しいこと. それぞれの群の分散の形が似ていることです.

等分散

不等分散

● F検定＝F-test, 等分散性の検定
● F分布＝F distribution

● スチューデントのt検定＝Student's t-test

● ウェルチのt検定＝Welch's t-test
※5 等分散性とt検定：等分散のデータの場合, スチューデントのt検定とウェルチのt検定は, ほぼ同じ結果になります. そのため, F検定を行わずにはじめからウェルチのt検定を行う場合もあります.

て使用する検定方法が異なります. **2群の分散が等しいかどうかの等分散性**※4は**F検定**によって判断します.

F検定では, 帰無仮説を「2群の母分散は等しい（等分散である）」とし, 対立仮説を「2群の母分散は等しくない（等分散でない）」とします. 検定は, 2群の分散の比が**F分布**に従うことを利用して行います. F分布も自由度によって形が異なりますが, 用いる自由度が2つであることに注意が必要です（図3-4）.

F検定で帰無仮説が棄却されない（等分散性を否定しきれない）場合, つまり**等分散**の場合は**スチューデントのt検定**, 帰無仮説が棄却された（等分散性が否定された）場合, つまり**不等分散**の場合は**ウェルチのt検定**を使用します※5.

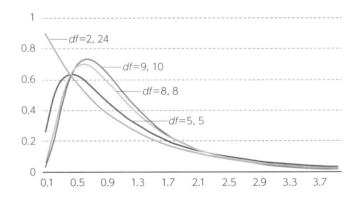

図3-4　F分布
F分布は2つの自由度（df）によって大きく形が異なります.

2. 検定してみよう！　対応のあるt検定

▶ どんなときに使われる？

例えば, 血圧を下げる薬の効果を調べるために, 10人について薬の投与の前後で血圧を測定するとします. もし, 投与前の10人と投与後の10人が違う人（対応のないデータ）だと, 個人差の影響が大きそうです. この場合はそれぞれ同じ人からとったペアのデータ（対応のあるデータ）を比べたほうがよさそうですよね. このように対応のあるt検定は, 治療の効果や看護実践（看護介入）の効果を調べるときにもとても役に立ちます.

t検定では, まず検定統計量t（t値といいます）を求め, この値をt

分布に当てはめて，帰無仮説が棄却できるかどうかを判断します．対応のあるt検定では，「対応のあるデータ間の母平均には差がない」を帰無仮説とします．対応のあるt検定で用いるt値は，

$$t = \frac{\text{データの差の平均値}}{\text{データの差の標準誤差}}$$

で計算できます．つまり，t値は，実際にみられた差が，予想される母集団のバラツキからどのくらい（標準誤差の何倍）ずれているかを示していることになります．

▶対応のあるt検定にチャレンジ！

20歳と30歳の女性で血中ヘモグロビン濃度の平均値が異なるかどうかを調べてみましょう．

表3-1の①と②は時期を変えて採取した同じ人のデータです（サンプルサイズ$n=9$）．帰無仮説はどうなるでしょうか．──「①群と②群の母平均には差がない」ですね．実際に，表3-1の①と②から対応のあるデータのt値を計算してみましょう（表3-2）．

①と②のそれぞれの対応するデータどうしの差を求め，差の平均値を計算するとデータの差の平均値≒0.556となり，差の偏差平方和[※6]≒4.221となります．次に不偏推定量[●]を求めます．差の不偏分散≒$\frac{4.221}{9-1}$≒0.528，差の不偏標準偏差＝$\sqrt{\text{差の不偏分散}}$≒$\sqrt{0.528}$≒0.727となり，差の標準誤差＝$\frac{\text{差の不偏標準偏差}}{\sqrt{\text{サンプルサイズ}}}$≒$\frac{0.727}{\sqrt{9}}$≒$\frac{0.727}{3}$≒0.242です．これらの計算結果を利用すると，$t$≒$\frac{\text{データの差の平均値}}{\text{データの差の標準誤差}}$≒$\frac{0.556}{0.242}$≒

※6　差の偏差平方和：それぞれの差の値から差の平均値0.556を引いたもの（偏差）を2乗したものの合計．

●不偏推定量　→3章1-2

表3-1　血中ヘモグロビン濃度のデータ（g/dL）

①女性20歳	②女性30歳	③男性20歳	④男性30歳	⑤男性40歳
9	9	12	10	11
12	10	14	13	14
12	11	15	13	15
13	13	16	16	16
13	13	16	17	16
14	13	16	18	16
14	14	17	19	16
15	14	19	19	19
15	15	19	21	21

①と②は同じ人たちから時期を変えて採取した対応のあるデータ．

表3-2　対応のあるt検定のt値の計算

①女性 20歳	②女性 30歳	①と②の差	①と②の差の偏差	①と②の差の偏差 の2乗（偏差平方）
9	9	0	$0-0.556=-0.556$	0.309
12	10	2	$2-0.556=1.444$	2.085
12	11	1	$1-0.556=0.444$	0.197
13	13	0	$0-0.556=-0.556$	0.309
13	13	0	$0-0.556=-0.556$	0.309
14	13	1	$1-0.556=0.444$	0.197
14	14	0	$0-0.556=-0.556$	0.309
15	14	1	$1-0.556=0.444$	0.197
15	15	0	$0-0.556=-0.556$	0.309
		差の平均値 $\fallingdotseq0.556$		差の偏差平方和 $\fallingdotseq4.221$

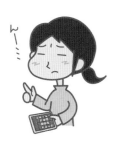

2.298となり，自由度8のt分布に当てはめると$p=0.051$です．これは有意水準5%（0.05）よりも大きいため帰無仮説は棄却できず，2群間に差があるかどうかはわからない＝20歳と30歳の女性で血中ヘモグロビン濃度が違うのか同じなのかは何もわからない（帰無仮説は正しいかどうかわからない）という結果となります[7]．

　t分布は，自由度によって形が変わるため，あらかじめ各自由度で計算されたt分布表[8]というものが用意されています．それを用いて棄却域を判断します．現在は，コンピュータソフトによってt値やp値を簡単に計算できますが，それらがどのような意味をもつのかを理解しておくと，文献を調べたり，データの分析をする際に役に立ちます．看護・保健活動にかかわる調査の文献には必ずといってよいほどよく出てくるものなので，しっかり理解しておきましょう．

▶知りたいのは両側？ 片側？

　例では「①群と②群の母平均には差がある（同じではない）」という対立仮説を設定したため，**両側検定**を行いましたが，「①群は②群より小さい」あるいは「①群は②群より大きい」といういずれかの場合を対立仮説とする場合は**片側検定**となります．例えば，「このダイエット法は体重減少に効果がある」を対立仮説として，体重増加については検討しない場合などです．棄却域は，両側検定では分布の山の両側となり，片側検定では分布の山の片側のみになります（図3-5）．

※7　t分布は正規分布に近い形をしているため，サンプルサイズによりますが，t値の絶対値がおおよそ「2」より大きくなければ，帰無仮説を棄却することはできません．帰無仮説が正しく2群の平均値に差がなければ，おおよそ±2（サンプルサイズが無限大の場合は1.96）の範囲内に95%の確率でt値が含まれるためです．ただし，この例のようにt値の絶対値が2より大きくても棄却できない場合もあります．

※8　t値（の絶対値）がどの値よりも大きいとp値が0.05より小さくなるかが表から簡単にわかります．

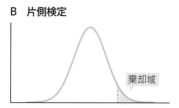

図3-5 **両側検定と片側検定の棄却域**
A）両側検定の場合は分布の両側に棄却域が存在します．B）仮説によっては小さいほう
に棄却域が存在します．

　両側検定と片側検定は目的によって使い分けますが，t 検定では両側検定が多く使われています．平均値の差を比較する t 検定は，どちらが高いか低いかという両方を検討する（両方の可能性を考える）場合が多いためです．

> **advance** ✕✕✕✕✕✕✕✕✕✕✕✕✕✕✕✕✕✕✕✕✕✕✕✕✕✕✕✕✕
>
> **片側検定，両側検定と p 値**
> t 検定で片側検定とした場合，p 値は両側検定の半分になります．仮に，前述した血中ヘモグロビン濃度の例で①と②の対応のある検定を片側検定とした場合，$p = \dfrac{0.051}{2} \fallingdotseq 0.026$ となり，$p < 0.05$ のため，帰無仮説が棄却され，対立仮説を採択することになります．検定方法の選択によって大きく結果が変わる場合がありますので，使い分けには注意しましょう．

3. F 検定（等分散性の検定）

▶ 対応のないときは等分散性をチェック！

　対応のないデータ[9] の場合には，まず**データ間の分散が等しいか**を **F 検定**により調べます．F 検定では，検定統計量 F（F 値といいます）が **F 分布**（図3-4）に従うことを利用します．F 値は**分散の比**で求められ，分散の大きいほうを分子，分散の小さいほうを分母として分散の大きさが何倍異なるかを表します[10]．2群の分散に違いがなければ F 値は1となります．F 検定では，帰無仮説を「2群の分散は等しい（$F=1$）」とします．

> **advance** ✕✕✕✕✕✕✕✕✕✕✕✕✕✕✕✕✕✕✕✕✕✕✕✕✕✕✕✕✕
>
> **F 検定にチャレンジ！**
> 表3-1の③，④がそれぞれ①と等分散かどうかを実際に F 検定で調べてみましょう．まず，それぞれの群のデータの偏差平方和[11]をサンプルサイズ（n）−

※9　対応のないデータ：データが対（ペア）になっていない，測定した対象が同一でないデータ（例 A群とB群）．
● データ間の分散が等しい＝等分散性

※10　2群において，どちらの分散が大きいかがわかっている場合は片側検定，わからない場合は両側検定を使う場合もあります．

※11　偏差平方和：各データの値から平均値を引いたもの（偏差）の2乗の合計（→1章1-4 ※10）．

●不偏分散　→3章1-2

1で割って**不偏分散**を計算すると，

①の不偏分散（u^2_1）$=\dfrac{28}{8}=3.5$

③の不偏分散（u^2_3）$=\dfrac{40}{8}=5$

④の不偏分散（u^2_4）$≒\dfrac{101.6}{8}≒12.7$

となります．次に，①と③のF値は

$$F=\frac{u^2_3}{u^2_1}=\frac{5}{3.5}≒1.43 \quad (df=8, 8のF分布より，片側検定のp≒0.313)$$

①と④のF値は

$$F=\frac{u^2_4}{u^2_1}≒\frac{12.7}{3.5}≒3.63 \quad (df=8, 8のF分布より，片側検定のp≒0.043)$$

となります．F分布は，2つの自由度によって分布の形が異なりますが，表3-1ではそれぞれの群のサンプルサイズがどれも9のため，自由度（df）は9−1で，8と8の2つになります（図3-4）．

　F検定の結果，①と③ではp値が0.05以上で等分散性が否定されないため等分散とし，①と④ではp値が0.05以下で等分散性が否定されたため，不等分散とします．

対応の有無とサンプルサイズ

対応のないデータのt検定の場合は，サンプルサイズが異なっていても検定は可能ですが，可能なかぎり同程度にすることが望まれます．対応のあるデータの場合，同じサンプルから時期や条件を変えてデータを採取しているため，サンプルサイズは同じになり，データ間の分散を気にする必要はありません．

4. スチューデントのt検定とウェルチのt検定〜対応のないt検定

　例えば2つの地域間で健康診断の検査結果を比較するなど，異なる集団で量的データを比較するときには対応のないt検定を使用します．

　対応のないデータの場合，まずF検定により2群の分散が等しいかを調べます．等しければ（等分散なら）**スチューデントのt検定**，等しくなければ（不等分散なら）**ウェルチのt検定**を行います．どちらもt値 $\left(t=\dfrac{データの平均値の差}{「データの平均値の差」の標準誤差}\right)$[※12] を計算して，自由度に基づいて$t$分布に当てはめ，$p$値を求めます．対応のない$t$検定の場合，計算は複雑になるので使い分けだけ押さえてください（図3-3）．

advance

「データの平均値の差」の標準誤差の計算

スチューデントのt検定の場合，データの平均値の差の標準誤差を計算するために，まずは，2群共通の不偏分散（併合分散）を求めます．計算方法は，

$$\dfrac{自由度で調整した不偏分散の合計}{自由度で調整したサンプルサイズの合計}，つまり，$$

※12　対応のあるt検定では対応するデータの間で差を出してから平均値を求めましたが，対応のないt検定では各群の平均値を出してからその差を求めます．

$$\frac{\big[(群1のサンプルサイズ-1)×群1の不偏分散\big]+\big[(群2のサンプルサイズ-1)×群2の不偏分散\big]}{(群1のサンプルサイズ-1)+(群2のサンプルサイズ-1)}$$

となります．これを利用して，標準誤差を

$$\sqrt{2群共通の不偏分散×\left(\frac{1}{群1のサンプルサイズ}+\frac{1}{群2のサンプルサイズ}\right)}$$

によって求めます．

なお，自由度は，（群1のサンプルサイズ－1）＋（群2のサンプルサイズ－1），つまり「サンプルサイズの合計－2」となります．

ウェルチのt検定の場合，データの平均値の差の標準誤差は，

$$\sqrt{\frac{群1の不偏分散}{群1のサンプルサイズ}+\frac{群2の不偏分散}{群2のサンプルサイズ}}$$

によって求めます．

自由度は，以下の式に近似的に従うとされます．

$$ウェルチの t 検定の自由度 ≒ \frac{\left(\dfrac{群1の不偏標準偏差の2乗}{群1のサンプルサイズ}+\dfrac{群2の不偏標準偏差の2乗}{群2のサンプルサイズ}\right)^2}{\dfrac{群1の不偏標準偏差の4乗}{群1のサンプルサイズの2乗×(群1のサンプルサイズ-1)}+\dfrac{群2の不偏標準偏差の4乗}{群2のサンプルサイズの2乗×(群2のサンプルサイズ-1)}}$$

5. 3グループ以上の平均値の差の検定

▶ こんなときは分散分析

比較を行う際，2つのグループだけでなく，3つ以上のグループを比較することも，看護・保健活動の実践においてよくあることです．例えば，A町，B町，C町に住んでいる高齢者において1週間あたりの運動時間の平均値を比べる場合や，3種類の血圧を下げる薬の効果を比べる場合などです．等分散の**3グループ（3群）以上の平均値を比較**する場合には一元配置の**分散分析**[13]を使用します．

名前のとおり，分散比[*]を利用しますが，帰無仮説を「各群の母平均は等しい」とし，対立仮説を「1つ以上の組み合わせで，母平均は等しくない」とします．

分散分析では，全データのバラツキ（偏差平方和）を**群間**と**群内**の2つに分けます[14]．群内変動（グループ内のバラツキ）に対して群間変動（グループ間のバラツキ）が大きい場合[15]，すなわちF検定で有意差が検出された場合は，帰無仮説を棄却し，対立仮説を採用することになります．

▶ 分散分析をやってみよう

それでは，表3-3Aの分散分析表を見ながら，表3-1の①，③，⑤のデータを分散分析してみましょう．

※13　一元配置の分散分析（分散分析＝analysis of variance：ANOVA）：データに影響を与える要因が1つの場合を一元配置といい，その場合に用いる分散分析を一元配置の分散分析（one-way ANOVA）といいます．要因が2つの場合に用いる二元配置の分散分析（two-way ANOVA），要因が3つ以上の多元配置の分散分析もあります．

※　分散比＝F値

※14　全体の偏差平方和＝群間の偏差平方和＋群内の偏差平方和

※15　各群の母平均が等しい（母集団に違いがない）なら，群間の（群の違いによる）バラツキと，群内の（誤差による）バラツキは同じくらいになるはずですね．

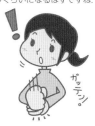

ガッテン．

表3-3A　分散分析表

変動要因	偏差平方和	自由度	不偏分散	分散比（F値）	p値	F境界値
群間	54	2	27.0	4.91	0.016	3.40
群内	132	24	5.5			
合計	186	26				

表3-3B　各群の基礎データ

群	サンプルサイズ	合計	平均値	偏差平方和	不偏分散
①	9	117	13.0	28.0	3.5
③	9	144	16.0	40.0	5.0
⑤	9	144	16.0	64.0	8.0

　まずは，自由度を埋めましょう．群が3つあるため，群間の自由度は，3−1＝2になります．群内の自由度は，各群の自由度の合計で表されます．それぞれサンプルサイズ（n）が9なので，（9−1）＋（9−1）＋（9−1）＝24となります．

※16　偏差平方＝（全体の平均値−各群の平均値）²

　次に，群間の偏差平方和を求めます．各群の平均値から，全体の平均に対する偏差平方[※16]を計算して，サンプルサイズをかけたものを合計します．表3-3Bより全体の平均値＝$\frac{13+16+16}{3}$＝15なので，群間の偏差平方和は〔(15−13)²×9〕＋〔(15−16)²×9〕＋〔(15−16)²×9〕＝54となります．そして群間の不偏分散[*]＝$\frac{群間の偏差平方和}{群数−1}$＝$\frac{54}{3−1}$＝27より，群間の不偏分散＝27が求まります．

● 不偏分散　→3章1-2

　群内の偏差平方和は，各群で求めた偏差平方和の合計28＋40＋64＝132となります．続いて群内の不偏分散＝$\frac{群内の偏差平方和}{各群のサンプルサイズ−1の合計}$＝$\frac{132}{(9−1)+(9−1)+(9−1)}$＝$\frac{132}{24}$＝5.5より，群内の不偏分散＝5.5が求まります．

　必要な数値を計算した後は，F値＝$\frac{群間の不偏分散}{群内の不偏分散}$＝$\frac{27}{5.5}$≒4.91を求め，F検定を行います．表3-1の①，③，⑤のデータの場合，F≒4.91（df＝2, 24のF分布から，片側検定のp≒0.016）となり，有意差が検出されました．このことから，帰無仮説は棄却され，対立仮説が採択されるため，1つ以上の組み合わせで母平均は等しくない（母平均に有意な違いがある）という検定結果となります．

advance

多重比較の補正

分散分析では，一度に3群以上の比較を行うことができますが，どの群間に差があるのかはわかりません．そのため，分散分析で有意差が検出された場合は**事後検定**を行い，各群の比較を行います[17]．

しかし，単純に3群以上のすべての組み合わせでt検定を行うと，検定を複数回くり返すことになるため，第1種の過誤を**犯す**確率（**危険率**）が増加してしまいます．この問題を調整するための方法として，**多重比較法**があります．ここでは多重比較法として，有意水準を調整する**ボンフェローニ補正**の方法を紹介します[18]．

ボンフェローニ補正は，有意水準（α）を検定の回数で割って厳しくするという，簡単で保守的な（有意差の出にくい）方法です．

例えば，3群のすべての組み合わせでt検定を行う場合，検定の組み合わせは3通りあるため[20]，有意水準$\alpha = \dfrac{0.05}{3} \fallingdotseq 0.0167$となります．

先の分散分析ではどうなるか，調べてみましょう．①と③のt検定を行うと$p \fallingdotseq 0.0071$，①と⑤のt検定では$p = 0.0173$，③と⑤のt検定では平均が同じため$t = 0$となり，$p = 1$です．ボンフェローニ補正により，有意水準$\alpha \fallingdotseq 0.0167$となるため，①と③の間には有意な差がありますが，その他の組み合わせでは有意とならないことがわかります[21]．

6. 相関係数の検定（無相関の検定）と回帰係数の検定

突然ですが，2章1-3でお話しした相関係数[22]を覚えていますか？実は，t検定を利用して相関係数が統計学的に有意なものかどうかを検定することができます[23]．この検定方法を**無相関の検定**といいます．

無相関の検定では，帰無仮説を「母集団の相関係数は0（無相関）である」とし，対立仮説を「母集団の相関係数は0（無相関）ではない」とします．t値を求め，該当する自由度のt分布からp値を導き出して，

- 有意差がある→帰無仮説は棄却→対立仮説を採択〔相関係数は0（無相関）ではない〕

- 有意差がない→帰無仮説は棄却できない→相関係数は0（無相関）ではないかはわからない

と判断します[24]．

回帰係数についてもt検定を応用できます．**回帰係数の検定**では，帰無仮説を「母集団の回帰係数は0である」とし，対立仮説を「母集団の回帰係数は0ではない」とします．

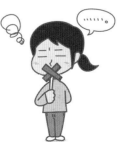

◈ 事後検定＝post hoc test

※17 分散分析を行わず，はじめから多重比較と補正を行う場合もあります．

◈ 危険率 →3章1-3

◈ ボンフェローニ補正＝Bonferroni correction

※18 多重比較にはさまざまな方法が考案されていて，ホルム補正（※19）や，専用の分布（q分布）を用いて検定を行うテューキーの範囲検定〔Tukey's range test, Tukey's HSD (honestly significant difference)〕などもよく使われます．

※19 ホルム補正（Holm correction）：ボンフェローニ補正は簡単に使える方法ですが，厳しすぎるという面もあり，第2種の過誤（実際には有意差があるのに有意差がないと判断してしまう）を犯しやすくなるという問題点もあります．そのため，ボンフェローニ補正をもとにしたホルム補正が開発されました．ホルム補正では，有意水準の調整を段階的に緩めていきます．例えば，3群（3通りの比較を行う）の場合，最もp値が小さい検定結果に対する有意水準は$a = \dfrac{0.05}{3} \fallingdotseq 0.017$とボンフェローニ補正と同じですが，次に$p$値が小さい検定結果に対する有意水準は$a = \dfrac{0.05}{3-1} = 0.025$，最も$p$値が大きい検定結果に対する有意水準は$a = \dfrac{0.05}{3-2} = 0.05$とします．

※20 3群（A，B，C）の組み合わせはAB，AC，BCの3通りです．なお，4群（A，B，C，D）の組み合わせはAB，AC，AD，BC，BD，CDの6通りですね．

※21 ボンフェローニ補正やホルム補正を用いた場合，調整済みのp値を示す場合もあります（最大1）．この例の場合，ボンフェローニ補正では，①と③は$p = 0.0071 \times 3 = 0.0213$，①と⑤は$p = 0.0173 \times 3 = 0.0519$，③と⑤は$p = 1$となり，ホルム補正では，①と③は$p = 0.0071 \times 3 = 0.0213$，①と⑤は$p = 0.0173 \times 2 = 0.0346$，③と⑤は$p = 1$となります．

※22 相関係数は-1〜$+1$の範囲の値をとり，-1か$+1$に近いほど相関が強い（関係が強い）と考えるのでしたね．

※23 サンプルサイズが小さいときなどには，有意でなくとも-1か$+1$に近い相関係数になることがあるため，レポート提出などの際にはp値も添えるとよいでしょう．

◈ 無相関の検定＝相関係数の検定

※24 無相関の検定で有意でない場合は，相関の有無については何もいえないことになります．

◈ 回帰係数＝回帰直線の傾きa →2章2-1

練 習 問 題

ⓐ 検定方法

2群間の平均の差の検定に用いるのはどれか.

①t検定

②回帰分析

③χ²〈カイ2乗〉検定

④Fisher〈フィッシャー〉の直接確率法

[第105回（2019年）保健師国家試験問題（午後）15より引用]

ⓑ t検定

男性の特定健康診査受診者について定期的運動の有無と腹囲との関連を分析し, t検定を行った結果を表に示す.

	運動あり群	運動なし群	p値
腹囲平均	81.6 cm	83.3 cm	0.024

この結果で正しいのはどれか.

①運動あり群のほうが腹囲が2.4％小さい.

②運動あり群のほうが腹囲が小さくなる確率は2.4％である.

③両群で腹囲に差がないのに, 偶然これだけの差が出る確率が2.4％である.

④運動あり群のうち運動なし群の平均よりも腹囲が大きいのは2.4％である.

[第98回（2012年）保健師国家試験問題（午後）22より引用]

ⓒ t検定

A市の2地区でデータをとった. 各項目について2地区間に差があるかどうかを統計学的に検定する. t検定が適している項目はどれか.

①性別

②体重

③年齢区分

④5段階の自覚的健康度

[第99回（2013年）保健師国家試験問題（午後）23より引用]

ⓓ 無相関の検定

塩分摂取量と収縮期血圧との「無相関の検定」をしたところ統計学的に有意でなかった. 正しいのはどれか.

①塩分摂取量が多いと収縮期血圧が高くなる.

②塩分摂取量が多いと収縮期血圧が低くなる.

③塩分摂取量と収縮期血圧とは関係がない.

④塩分摂取量と収縮期血圧との関係の有無については何もいえない.

［第93回（2007年）保健師国家試験問題（午前）71より引用］

練習問題の 解答

ⓐ 正解：①

t検定は，2群間の平均の差の検定に用います．回帰分析は，2つの変数の関係をみる方法です．χ^2検定，Fisherの直接確率法は，正規分布を仮定できない場合に平均値を使わずに検定する方法で，4章-2で紹介します．

ⓑ 正解：③

運動あり群と運動なし群で腹囲の平均値に差があるかどうかをt検定により検討しています．帰無仮説は，「両群の平均値に差がない」となり，t検定の結果，p値が0.024ですので，両群で腹囲に差がない（帰無仮説が正しい）場合に，偶然これ以上に極端な差がみられる確率が2.4％であるということを示しています．

なお，偶然にそうなる可能性が確率的に低いので（5％未満なので），帰無仮説が棄却され，運動あり群と運動なし群の腹囲には統計学的に有意な差があると判断します．

ⓒ 正解：②

t検定は，正規分布していると仮定できる量的データに対して，平均値の差があるかないかを調べるものです．このなかで量的データは体重のみのため，正解は②になります（しかし，体重は正規分布しないという考え方もあります）．他の3つは質的データ（性別は名義尺度，年齢区分と5段階の自覚的健康度は順序尺度→1章1-1）ですが，これらに対する検定方法は4章で紹介します．

ⓓ 正解：④

無相関の検定は，相関係数が統計学的に有意であるかどうかを検定します．統計学的に有意でなく，相関係数が0であるという帰無仮説が棄却されないため，①と②をいうことはできません．この場合は，2つのデータの関係の有無については何もいうことができません．

1. 順序があるデータの検定

満足度の比較など，順序が大切な検定はおまかせ！

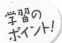
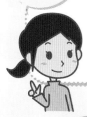

- パラメトリック検定とノンパラメトリック検定の違いを理解しよう

- ノンパラメトリック検定の特徴を理解しよう

- 順位データの検定方法について理解しよう

重要な統計用語

パラメトリック検定

母集団の分布が正規分布に当てはまっているときに用いる検定方法．代表的な検定法に t 検定や F 検定などがある．

ノンパラメトリック検定

母集団の分布が正規分布に当てはまらないときに用いる検定方法．代表的な検定方法として，ウィルコクソンの符号順位検定，マン・ホイットニーの U 検定，χ^2（カイ2乗）検定，フィッシャーの正確確率検定などがある．

ウィルコクソンの符号順位検定

対応のある2群間のノンパラメトリック検定．順位データ（に変換したデータ）に用いる．

マン・ホイットニーの U 検定

対応のない2群間のノンパラメトリック検定．順位データ（に変換したデータ）に用いる．

標準化

正規分布を，平均値＝0，標準偏差＝1の標準正規分布に変換すること．統計学では，この変換を z 変換とよぶ．

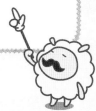

1. ノンパラメトリック検定
～t検定が使えないよ！ どうする？

3章2で紹介してきた*t*検定や*F*検定で使うデータには，実は共通の特徴がありました．母集団が量的データ●で，正規分布●に当てはまっていたのです．このような特定の分布（基本的には正規分布）に従うデータに使用する検定方法を**パラメトリック検定**といいます．では，母集団が正規分布に当てはまっていない量的データや質的データ●の場合はどうしたらよいでしょう．これらに適した検定方法があります．それが**ノンパラメトリック検定**[1]です．

例えば，運動指導をした群（介入群）としない群（対照群）において，その後の1週間の運動の有無やその回数（正規分布に従わない場合）に違いがあるかどうかや，血圧が下がった人の割合の差を比較したりする場合などには，ノンパラメトリック検定が用いられます．

advance

量的データのノンパラメトリック検定
正規分布が仮定できないような量的データ（例えば，バラツキの大きい量的データや，サンプルサイズの小さい量的データ）は，質的データに変換してノンパラメトリック検定を行います．

4章では，ノンパラメトリック検定の方法について，順位データ（順序尺度）とカテゴリーデータ（名義尺度）に分けて紹介します．

2. 順位データの検定方法

順位データの検定方法にもいくつか種類があります（表4-1）．

● 調べたい群の数は2つ？ 3つ以上？

表4-1 順位データの代表的な検定方法

群数	対応有無	検定方法
2群	対応あり	ウィルコクソンの符号順位検定●
	対応なし	マン・ホイットニーの*U*検定● （ウィルコクソンの順位和検定[2]）
		ブルンナー・ムンツェル検定[3]
3群以上	対応あり	フリードマン検定●
	対応なし	クラスカル・ウォリス検定●

左欄（サイドノート）

● 量的データ →1章1-1
● 正規分布 →1章3-2

● 質的データ →1章1-1

※1 ノンパラメトリック検定は特定の母数＝パラメーター，つまり特定の確率分布に従わないデータにも適用できます．どの確率分布に従っているかわからないデータにも使用できますが，データの分布がわからないぶん，有意差を見つけ出しにくくなります（「検出力（→3章1-3）」が低い）．

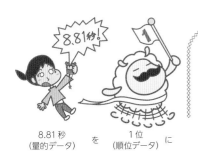

8.81秒　　　　　　1位
（量的データ）　を　（順位データ）　に

● ウィルコクソンの符号順位検定＝ウィルコクソンの符号付順位検定，Wilcoxon signed-rank test
● マン・ホイットニーの*U*検定＝Mann-Whitney *U*-test
※2 ウィルコクソンの順位和検定（Wilcoxon rank sum test）：実質的にマン・ホイットニーの*U*検定と同じ検定方法です．
※3 *t*検定では，対応のないデータの検定を行う際には*F*検定を行い等分散性の有無を調べました（→3章2-3）．順位データの場合でも，同様にバラツキが同程度であるかどうかを調べるべきであるという考え方もあります．バラツキが同程度であることを仮定しない検定としてブルンナー・ムンツェル検定（Brunner-Munzel test）があります．
● フリードマン検定＝Friedman test
● クラスカル・ウォリス検定＝Kruskal-Wallis test

• 群のデータは対応がある？ ない？^{※4}

※4 同じ個体から得られたデータを「対応のあるデータ」といいました（→3章2-1）.

このように，調べたい群のタイプによって検定方法が定まってきます.

3. ウィルコクソンの符号順位検定

正規分布に当てはまらない，対応のある2群のデータのときは，**ウィルコクソンの符号順位検定**を使います^{※5}．例えば，アンケート調査でカウンセリング前後の不安感の変化を調べる場合や，食前食後の血糖値に違いがあるかどうかなど，データに対応があるが，正規分布に従わない場合の比較に用います.

※5 正規分布していると仮定できないため，対応のあるt検定（→3章2-2）が使えない場合などによく用いられます.

得られたデータの値そのものを使うのではなく，小さい順に並べて1位，2位，3位…と順位をつけ，推定していく方法です．イメージがつかみにくいと思いますので，食前と食後の血糖値データを例に説明していきましょう．帰無仮説は「食前と食後の血糖値データ間には差がない」です.

① まず対応のあるデータどうしを引き算して差を求めます．例えば2回の測定を行って比較を行う場合，1回目の測定値から2回目の測定値を引き，その差を求めます（表4-2左）.

② 求めた差の絶対値が小さい順に並べて，順位をつけます（表4-2右）.

③ 差が正（符号が＋）の値になった順位，負（符号が−）の値になった順位をそれぞれ足し算します^{※6}.

※6 これを順位和といいます.

④ このうち，小さいほうの順位和＝検定統計量Tです．この検定統計量から棄却域を求め，「2群のデータ間には差がない」という帰無仮説を棄却できるかどうかを判断します.

●棄却域 →3章1-3 ※14

表4-2 **食前と食後の血糖値データ**

対象者	食前	食後	差		対象者	食前	食後	差	順位
A	90	125	−35		E	150	145	5	1位
B	110	190	−80		D	140	160	−20	2位
C	130	180	−50		A	90	125	−35	3位
D	140	160	−20		C	130	180	−50	4位
E	150	145	5		B	110	190	−80	5位
F	200	400	−200		F	200	400	−200	6位

順位和＋（E：1位）
順位和−（D〜F：2位〜6位）

血糖値の単位：mg/dL

＋と−の順位和のうち，小さいほうが検定統計量T.

ウィルコクソンの符号順位検定にチャレンジ！

まず検定統計量 T を求めましょう．表4-2には，6人の食前と食後の血糖値についての対応のあるデータを示しました．差が正（符号が＋）のデータはEのみ，差が負（符号が－）のデータはA，B，C，D，Fになります．符号が＋の順位和 $W+$ は1，符号が－の順位和 $W-$ は2＋3＋4＋5＋6＝20となります．ここで，順位和の小さいほう $W+=1$ が $T=1$ です．

　この検定方法は，サンプルサイズ n が20より小さいときと20以上のときとで棄却域の求め方が異なります．

《サンプルサイズが20より小さいとき》

あらかじめ計算された専用の検定数値表[7]を使います．サンプルサイズ $n=6$ のとき，有意水準5％で棄却限界値[8]＝0でした．これは，検定統計量 T が0より小さいとき有意差が認められるということです．

　表4-2のデータでは検定統計量 $T=1$ で，棄却限界値の0よりも大きいため帰無仮説を棄却できず，食前と食後の血糖値では差があるかどうかわからないという結果になります．

《サンプルサイズが20以上のとき》

では，サンプルサイズ $n=20$ の場合にはどうなるでしょうか．検定統計量 $T=1$ になったとします．サンプルサイズが大きい場合は

$$平均値\ \mu = \frac{サンプルサイズ \times (サンプルサイズ+1)}{4}$$

$$分散\ \sigma^2 = \frac{サンプルサイズ \times (サンプルサイズ+1) \times (2 \times サンプルサイズ+1)}{24}$$

の正規分布とほぼ同じ（近似●）と考えることができます．サンプルサイズ $n=20$ を式に代入すると

$$平均値\ \mu = \frac{20 \times (20+1)}{4} = 105$$

$$分散\ \sigma^2 = \frac{20 \times (20+1) \times (2 \times 20+1)}{24} = 717.5$$

$$標準偏差\ \sigma = \sqrt{分散\ \sigma^2} = \sqrt{717.5} ≒ 26.8$$

この正規分布を，平均値＝0，標準偏差＝1の標準正規分布にぎゅっと変換させると，得られた検定統計量から p 値を求めることができるのです．このようにデータを標準正規分布に変換することを**標準化**●といいます．標準化したときの統計量として z 値[9]というものを求めます．

$$z = \frac{検定統計量\ T - 平均値\ \mu}{標準偏差\ \sigma}$$

式に代入すると $z = \frac{1-105}{26.8} ≒ -3.88$ となり，z の絶対値が95％の範囲外となる（5％両側棄却限界値の）1.96より大きくなります．両側検定で $p=0.0001$ となり，有意水準5％より小さいため，帰無仮説を棄却して対立仮説を採択することになります．つまり，食前と食後の血糖値に有意差があるという結果になります．

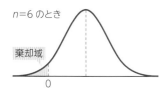

$n=6$ のとき

棄却域

● 近似　→中心極限定理（1章3-2）

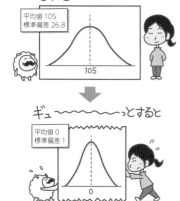

これを…

平均値 105
標準偏差 26.8

105

ギューッとすると

平均値 0
標準偏差 1

0

標準正規分布

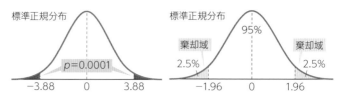

標準正規分布

$p=0.0001$

－3.88　　0　　3.88

標準正規分布

95%

棄却域　　　　　　　　棄却域

2.5%　　　　　　　　　2.5%

－1.96　　0　　1.96

4. マン・ホイットニーのU検定

　正規分布に当てはまらない，対応のない2群のデータのときは，**マン・ホイットニーのU検定**を使います[10]．例えば，運動習慣のある人とない人でストレスホルモンの血中濃度や精神的なストレス度合いを比較する場合や，学生と社会人で血糖値に違いがあるかどうかなど，対応がないデータについて，正規分布に従わない場合の比較に用います．

　ウィルコクソンの符号順位検定と同様に，データそのものの値は使わず，順位をつけて推定を行います．帰無仮説は「2群のデータ間には差がない」です．詳しくみていきましょう．

①2群を混ぜ合わせた全体のデータを小さい順に並べて，順位をつけます．

②2群の順位をそれぞれ足し算して順位和を求めます．

③小さいほうの順位和＝検定統計量Uです．この検定統計量から棄却域を求め，帰無仮説を棄却できるか判断します．

※10　正規分布していると仮定できないため，対応のないt検定（→3章2-4）を使うことができない場合などによく使われます．

advance

マン・ホイットニーのU検定にチャレンジ！

まず検定統計量を求めましょう．表4-3に，学生4人と社会人5人から食前の血糖値を採取したデータを示しました．順位和は，学生では$W_1 = 2+4+6+9 = 21$，社会人では$W_2 = 1+3+5+7+8 = 24$となります．検定統計量Uの計算方法は，

$U = $ 2群のサンプルサイズの掛け算
$+ \dfrac{\text{求めたい群のサンプルサイズ}\times(\text{求めたい群のサンプルサイズ}+1)}{2}$
$-$ 求めたい群の順位和

です．式にサンプルサイズ（学生$n=4$，社会人$n=5$），それぞれの順位和（$W_1 = $

表4-3　学生と社会人の血糖値データ

	血糖値	順位		血糖値	順位
学生	90	2位	社会人	80	1位
	110	4位		100	3位
	125	6位		120	5位
	200	9位		130	7位
				150	8位
順位和 W_1	21		順位和 W_2	24	
検定統計量 U_1	↓ 9		検定統計量 U_2	↓ 11	

21, $W_2 = 24$）を代入すると，

学生の検定統計量 $U_1 = 4 \times 5 + \dfrac{4 \times (4+1)}{2} - 21 = 20 + \dfrac{20}{2} - 21 = 9$

社会人の検定統計量 $U_2 = 4 \times 5 + \dfrac{5 \times (5+1)}{2} - 24 = 20 + \dfrac{30}{2} - 24 = 11$

となります．小さいほうを検定統計量とするので，学生の検定統計量 $U = 9$ が検定統計量です．

　この検定方法も，サンプルサイズ n が小さいときと大きいとき（各群がともに 20 以上）とで棄却域の求め方が違います．

《サンプルサイズが小さいとき》

※11　マン・ホイットニー検定表といいます．

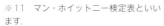

$n = 4, 5$ のとき

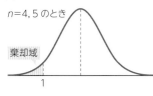

棄却域

あらかじめ計算された専用の検定数値表[11]を使って棄却域を求めます．検定数値表から，サンプルサイズ $n = 4$，5 の場合，有意水準 5 ％で棄却限界値 $= 1$ でした．これは検定統計量が 1 より小さいときに有意差が認められるということです．そのため，表 4-3 の検定統計量 $U = 9$ は 1 より大きいため，帰無仮説を棄却できず，学生と社会人の食前血糖値に差があるかどうかわからないという結果になります．

《サンプルサイズが大きいとき》

では，サンプルサイズが学生 $n = 20$ と社会人 $n = 21$ の場合はどうなるでしょうか．検定統計量 $U = 21$ になったとします．サンプルサイズが大きい場合は，

平均値 $\mu = \dfrac{\text{2群のサンプルサイズの掛け算}}{2}$

分散 $\sigma^2 = \dfrac{\text{2群のサンプルサイズの掛け算} \times (\text{2群のサンプルサイズの足し算} + 1)}{12}$

の正規分布に近似することができます．サンプルサイズ $n = 20$，21 を式に代入すると，

平均値 $\mu = \dfrac{20 \times 21}{2} = 210$

分散 $\sigma^2 = \dfrac{(20 \times 21) \times (20 + 21 + 1)}{12} = 1470$

標準偏差 $\sigma = \sqrt{\text{分散}\ \sigma^2} = \sqrt{1470} \fallingdotseq 38.3$

ウィルコクソンの符号順位検定と同様に，検定統計量 $U = 21$ を標準化したときの値を計算してみましょう．

$z = \dfrac{\text{検定統計量}\ U - \text{平均値}\ \mu}{\text{標準偏差}\ \sigma}$ の式に代入すると，$z = \dfrac{21 - 210}{38.3} \fallingdotseq -4.9$ となり，z の絶対値が 95 ％の範囲外となる（5 ％両側棄却限界値の）1.96 より大きくなります．両側検定で $p \fallingdotseq 0.0000005$ となり，有意水準 5 ％より小さいため，帰無仮説を棄却し，対立仮説を採択することになります．つまり，学生と社会人の食前の血糖値には有意差があるという結果になります．

アンケート調査で同じ順位が出たら

看護・保健分野の研究では，アンケート調査がよく行われます．例えば，好き嫌いや満足度などについて，数段階に分けた質問が多く用いられます（例：満足度を 1 〜 5 の 5 段階で回答する）．

　このようなデータはノンパラメトリック検定で分析を行いますが，「同点 1 位のデータが 3 つ」のように，データのいくつかが全く同じ順位（同順位）にもなりえますね．そのような場合は，順位の平均値を使って補正を行うことがあります．例えば，1 位，2 位，3 位に該当するデータがすべて同じ値で同点 1 位が 3 つになった場合は，3 つすべてに $\dfrac{1+2+3}{3} = 2$ という平均順位をつけます．

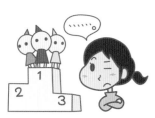

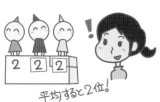

平均すると2位！

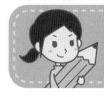

練 習 問 題

ⓐ 順位検定

対応のある順位データの統計分析について，2群間の検定を行う場合に最も適切な方法は次のうちどれか.

①ブルンナー・ムンツェル検定

②ウィルコクソンの符号順位検定

③フリードマン検定

④クラスカル・ウォリス検定

⑤ウィルコクソンの順位和検定

ⓑ 検定方法

住民の健康行動や知識などについて詳しく確認する調査は5年前にも実施していた. そこで今回の調査結果と比較を行うことにした. メタボリックシンドロームについての理解度の結果を表に示す.

（人）

	よく理解している	少し理解している	あまり理解していない	まったく理解していない
5年前	30	60	190	20
今回	60	130	90	20

このデータを統計分析するのに適切な分析方法はどれか.

①t検定

②単回帰分析

③一元配置分散分析

④マンホイットニー U 検定

[第98回（2012年）保健師国家試験問題（午後）50より引用]

練習問題の 解答

a 正解：②

　対応のある順位データの検定方法として，本項で紹介した「ウィルコクソンの符号順位検定」
があります．名前が似ている「ウィルコクソンの順位和検定」は，対応のない順位データの検
定方法（マン・ホイットニーの U 検定と同等）ですので注意してください．その他の検定方法
についても，表4-1で確認しておいてください．

b 正解：④

　対応のない順位データの分析のため，このなかではマン・ホイットニーの U 検定が正解です．
その他の検定についても，どのようなデータを統計分析するのに適切か，しっかり復習してお
いてください（t 検定→3章2，回帰分析→2章2，分散分析→3章2-5）．

2. 分類されたデータの検定

男女の比較など，分類されたデータの検定はおまかせ！

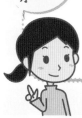

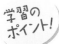
学習の
ポイント！

- クロス集計表の作成方法を理解しよう
- カテゴリーデータの検定方法について理解しよう
- χ^2検定の手法を理解しよう

重要な統計用語

クロス集計表

注目する2種類のカテゴリーデータを，横（行）と縦（列）にまとめた表．データの関係を分析するために用いる．

フィッシャーの正確確率検定

対応のない2群以上の割合（比率）の差の検定に用いられる．クロス集計表を用いた検定であり，アンケート調査の結果などを分析する場合によく使われる．サンプルサイズの小さい場合に使われることが多い．起こりうるすべての場合の確率を直接計算する手法．

χ^2（カイ2乗）検定

対応のない2群以上の割合（比率）の差の検定に用いられる．クロス集計表を用いた検定であり，サンプルサイズの大きい場合に使われることが多い．

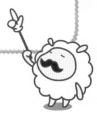

1. カテゴリーデータの検定方法

これまで量的データ，順位データの検定方法についてお話ししてきました．あと1つ，残っているデータがあります．──そう，カテゴリーデータ●です．ここではカテゴリーデータの検定について解説します．

● カテゴリーデータ →1章1-1

▶ カテゴリーデータの活躍の場

カテゴリーデータは「男・女」の性別や，アンケート調査の「はい・いいえ」といった分類を表すものでしたね．看護・保健の調査では，保健指導（介入）や予防接種の「あり・なし」，疾病などの既往歴の「あり・なし」，検査の「陽性・陰性」の割合などを表すことがよくあります．また，量的データをいくつかに分類し，カテゴリーデータとして用いることもあります※1．

※1 あるグループの最高血圧の値を，140mmHg未満＝正常血圧，140mmHg以上＝高血圧，の2つにカテゴリー分けするなど．

▶ 検定前の下ごしらえ

検定を行う前に2種類のカテゴリーデータを横（行）と縦（列）に並べ※2，それぞれの度数●を書き込んだ**クロス集計表**●をつくります．

例えば，学生と社会人の血糖値（表4-4左）について，血糖値126mg/dL以上を高血糖，それより小さいものを正常としてクロス集計表にまとめてみると，表4-4右のようになります※3．クロス集計表を用いて，行と列のデータに関連があるかどうか（学生・社会人と正常・高血糖のデータに関連があるかどうか）を調べます．カテゴリーデータの検定では，これまでのような平均値ではなく，**割合（比率）の差**に着目した検定方法を使います．

※2 横と縦（行と列）は入れ替えても構いません．
● 度数 →1章2-1
● クロス集計表＝クロス表，分割表，連関表，cross table

※3 こういった2つの集団が2つのカテゴリーに分類されたクロス集計表のことを，2×2分割表，四分表とよんだりもします．

▶ どんな検定方法がある？

カテゴリーデータの検定も，順位データの検定と同じくノンパラメトリック検定です．こちらも「調べたい群の数」と「データの対応のあり・なし」で使用する検定方法が定まります（表4-5）．2群以上の

表4-4 クロス集計表

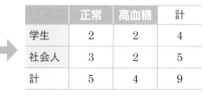

	血糖値							正常	高血糖	計
学生	90	110		125	200		学生	2	2	4
社会人	80	100	120	135	150		社会人	3	2	5
		正常 ◀──▶ 高血糖					計	5	4	9

表4-5　カテゴリーデータの代表的な検定方法

群数	対応有無	検定手法
2群以上	対応なし	χ^2検定
		フィッシャーの正確確率検定
2群	対応あり	マクネマー検定
3群以上		コクランのQ検定

対応のないデータ[●]の検定にはχ^2検定[●]（カイ），もしくは**フィッシャーの正確確率検定**[●]を使用します．

● 対応のないデータ　→3章2-3※9
● χ^2検定＝ピアソンのχ^2検定，カイ2乗検定，カイ自乗検定，chi squared test
● フィッシャーの正確確率検定＝フィッシャーの直接確率検定，Fisher's exact probability test

advance

χ^2検定とフィッシャーの正確確率検定の使い分け

χ^2検定については後ほど詳しく説明しますが，近似を行う方法のため，サンプルサイズが小さい（20未満）場合には，そのまま使用するのは不適当です．一方，フィッシャーの正確確率検定は考えられるすべての場合の確率を直接求めるという方法であるため，サンプルサイズが小さい場合にも使用することが可能です．

2群の対応のあるデータ[●]にはマクネマー検定，3群以上の対応のあるデータにはコクランのQ検定を使用します（表4-5）．ここではカテゴリーデータの検定方法を代表して，χ^2検定とフィッシャーの正確確率検定の手法について解説していきます．

● 対応のあるデータ　→3章2-1

2. χ^2（カイ2乗）検定

χ^2検定は，2種類のカテゴリーデータに関連があるか〔クロス集計表の行（横）と列（縦）に関連があるか〕どうかを調べることができます．主にサンプルサイズが大きい場合に用いられる方法です．

①データを前述のクロス集計表にまとめ，マスごとの**期待度数**を求めます．期待度数は，比べたいクロス集計表の行と列に関係がないとしたら，こうなるという数です．

②実際に得られたデータに基づく度数（観測度数[●]）と期待度数との差を求めます．この差が十分に大きければ，関係がない場合のデータと実際のデータには大きな違いがあるので，行と列には関係があるといえそうですね．

③両者に関連がない場合に得られるはずの値＝期待度数と，実際のデータの観測度数がどのくらい異なっているのかを示す検定統計量

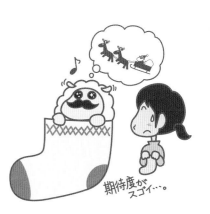

期待度がスゴイ…。

● 観測度数＝実測度数，観察度数

χ^2 を求め，棄却域に入るかどうかを調べることによって帰無仮説が棄却できるかを判断します．

帰無仮説は「クロス集計表の行と列には関連がない（実際のデータと期待度数には差がない）」ですね．期待度数の計算は，知りたいマスを含む行の合計と列の合計，そして全体の合計の3つを使って行います[※4]．

advance

χ^2 検定にチャレンジ！

表4-6を用いて，学生と社会人とで血糖値に違いがあるかを調べてみましょう．サンプルサイズが大きいので χ^2 検定を使います[※5]．帰無仮説は「学生・社会人と正常・高血糖は関係がない（独立している）」ですね．

表4-6Aは，表4-4と同様に学生と社会人の血糖値データをクロス集計表で示しています．

$$\text{各マスの期待度数} = \frac{\text{知りたいマスを含む列の合計} \times \text{知りたいマスを含む行の合計}}{\text{全体の合計}}$$

で計算します．したがって，正常の列は，学生も社会人も $\frac{46 \times 30}{60} = 23$，高血糖の列は，学生も社会人も $\frac{14 \times 30}{60} = 7$ となります（表4-6B）．もしも学生と社会人で正常と高血糖の比率が全く変わらないならば，各マスはこのような数値になることが期待されます．次に検定統計量 χ^2 は，

$$\chi^2 = \frac{(\text{実際のデータ} - \text{期待度数})^2}{\text{期待度数}} \text{のすべてのマスの合計}$$

で計算できます．それぞれのマスの $\frac{(\text{実際のデータ} - \text{期待度数})^2}{\text{期待度数}}$ を計算すると，正常の列では，

学生は $\frac{(26-23)^2}{23} \fallingdotseq 0.39$，社会人は $\frac{(20-23)^2}{23} \fallingdotseq 0.39$

となります．同じように，高血糖の列では

学生は $\frac{(4-7)^2}{7} \fallingdotseq 1.29$，社会人は $\frac{(10-7)^2}{7} \fallingdotseq 1.29$

となります．

※4　期待度数1未満のマスが1つ以上，または期待度数5未満のマスが全体のマスの20％以上になる場合には，フィッシャーの正確確率検定などの手法が望ましいとされています．また，サンプルサイズが40以下，期待度数の最小値が5未満の場合には，フィッシャーの正確確率検定よりも有意になりやすくなってしまうため，イェーツの補正とよばれる補正を行って χ^2 値を修正する場合もあります．

※5　ここで紹介する χ^2 検定は，行と列の要素に関連があるか（行と列の要素は独立であるか）を調べるための検定で，**独立性の検定**とよばれます．これに対して，観測値が特定の比率（割合）に一致するかどうかを調べる**適合度の検定**もあります．

表4-6A　クロス集計表（サンプルサイズ大）

	正常	高血糖	計
学生	26	4	30
社会人	20	10	30
計	46	14	60

表4-6B　期待度数

	正常	高血糖	計
学生	$\frac{(46 \times 30)/60 =}{23}$	$\frac{(14 \times 30)/60 =}{7}$	30
社会人	$\frac{(46 \times 30)/60 =}{23}$	$\frac{(14 \times 30)/60 =}{7}$	30
計	46	14	60

オレンジ枠で囲んだ4つのマスは各マスの期待度数を示しています．

表4-6C　χ^2 値

	正常	高血糖	計
学生	0.39	1.29	1.68
社会人	0.39	1.29	1.68
計	0.78	2.58	3.36

青枠で囲んだ4つのマスには「(実際のデータ－期待度数)²/期待度数」，ピンクの数字はその合計の χ^2 値を示しています．

これらの数値をすべて合計すると$\chi^2 \fallingdotseq 3.36$となります（表4-6C）．この値（$\chi^2$値[※6]）を$\chi^2$分布（図4-1）[※7]に当てはめて$p$値を求めます．

χ^2分布は自由度によって形が異なります．自由度は

自由度$df = $（行のカテゴリー数$-1$）×（列のカテゴリー数$-1$）

で求めることができるため，自由度$df = (2-1) \times (2-1) = 1$となります．そしてあらかじめ計算された$\chi^2$分布表から棄却限界値を求めます．自由度$=1$，有意水準5%のとき，棄却限界値$= 3.84$でした．計算により求めた$\chi^2$値3.36はこの値よりも小さいため，帰無仮説を棄却できない，つまり学生と社会人とで血糖値に差があるかどうかわからないということになります（$p = 0.067$）[※8]．

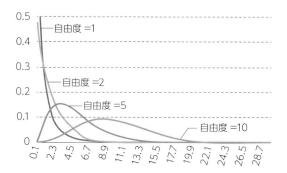

図4-1　χ^2分布

χ^2分布は自由度によって形が異なります．

χ^2検定の事後検定

分散分析では，事後検定●としてボンフェローニ補正などを行って，どのグループ間に差があるかを調べる方法がありました．独立性の検定（χ^2検定）などのカテゴリーデータの事後検定として，残差分析（標準化した残差●を用いる）でどのマスが期待度数からズレているかを検定することもできます．

フィッシャーの正確確率検定

これまで解説してきたχ^2検定に加えて，フィッシャーの正確確率検定も重要な検定方法です．ここでは表4-4右を使って，フィッシャーの正確確率検定のしくみについて説明します[※9]．

※6　χ^2検定で求めるχ^2値は，本来のχ^2値の求め方とは異なるため，ピアソンのχ^2値とよんで区別する場合があります．

※7　一般的な定義では，χ^2分布は平均値$=0$，標準偏差$=1$の標準正規分布に従う確率変数の2乗の合計（平方和）が従う連続型の確率分布となります（図4-1）．3章で扱ったF分布は，自由度で調節したχ^2値の比が従う分布です．

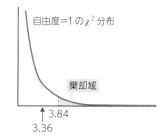

※8　χ^2検定では，「実際のデータと期待度数には差がない」ことを帰無仮説とします．χ^2値では，実際のデータと期待度数の差を2乗しているため，ズレ（差）の方向性は考えず，期待度数とのズレの大きさのみを扱います．グラフでは分布の右側のみを棄却域とする片側検定（右側検定）にみえますが，実質的には両側検定の意味をもっています．ただし，本によっては，この定義が異なっている場合もあるので注意が必要です．

● 事後検定　→3章2-5

● 残差　→2章2-1 ※5

※9　実際にこのような計算をすることはあまりないかと思いますが，しくみを理解しておきましょう．

表4-7　フィッシャーの正確確率検定

学生：正常	0	1	2	3	4	
社会人：正常	5	4	3	2	1	計
コンビネーション	$_4C_0 \times {}_5C_5$	$_4C_1 \times {}_5C_4$	$_4C_2 \times {}_5C_3$	$_4C_3 \times {}_5C_2$	$_4C_4 \times {}_5C_1$	$_9C_5$
	1	20	60	40	5	126
確率	0.008	0.159	0.476	0.317	0.040	1

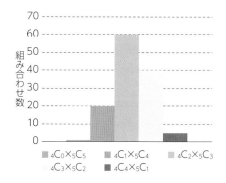

図4-2　フィッシャーの正確確率検定

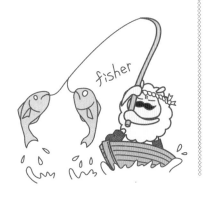

　帰無仮説を「クロス集計表の横と縦（行と列）のデータには関連がない（2要因は独立である）」とします．表4-4右の場合，帰無仮説を「学生と社会人でそれぞれの正常・高血糖の人数の割合は等しい」として，実際に得られたデータとそれよりももっと極端なデータが得られる確率の合計を求め，検定を行います．

　では，表4-4右から，起こりうるすべての確率を直接計算してみましょう．血糖値を測定した全体の合計人数は9人で，「正常」の軸に注目すると，学生と社会人を合わせて5人となっています．9つのデータから5つのデータを選ぶ組み合わせ（コンビネーション）[※10]は${}_9C_5 = \dfrac{9 \times 8 \times 7 \times 6 \times 5}{5 \times 4 \times 3 \times 2 \times 1} = 126$通りあります．そのうち，実際に得られたデータ（表4-4右）のとおりに学生が2人，社会人が3人となる組み合わせは${}_4C_2 \times {}_5C_3 = 60$通りとなります．起こりうるすべての確率をまとめたものが表4-7です．

　対立仮説が「学生のほうが正常の人の割合が少ない」だとすると，学生で正常の人の数が2人の場合とそれよりももっと極端な場合（この場合は，2人より少ない場合）で，1人か0人である場合の確率も足し合わせる必要があるため，$p =$「学生が0人，社会人が5人となる確率」+「学生が1人，社会人が4人となる確率」+「学生が2人，社会人が3人となる確率」$= 0.008 + 0.159 + 0.476 = 0.643$となります（片側検定）．$p$値が0.05より大きいので帰無仮説は棄却できません．

　対立仮説が「学生と社会人では正常と高血糖の割合が異なる」だとすると，すべての場合が含まれてしまうため，$p = 1$となります（両側検定）．

　仮に，正常の列が学生1人，社会人4人だった場合を計算してみましょう．その場合，対立仮説を「学生のほうが正常の人の割合が少ない」として片側検定を行うと$p =$「学生0人，社会人5人となる確率」+「学生1人，社会人4人となる確率」$= 0.008 + 0.159 = 0.167$となります．両側検定の場合は，反対側の学生4人，社会人1人となる確率$= 0.040$を足して$p = 0.206$となります．確率分布は左右対称になるとは限らないことに注意してください（図4-2）．

※10　コンビネーションの計算：n個のデータからr個のデータを選ぶ組み合わせは「${}_nC_r = (n$から1ずつ降りていってr個掛け合わせる$)\div(r$から1ずつ降りていってr個掛け合わせる$)$」と計算します．なお，${}_nC_0 = 1$となります．

昔は使いにくかったフィッシャーの正確確率検定

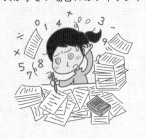

　フィッシャーの正確確率検定はサンプルサイズが大きくなると膨大な計算が必要になります．そのため，サンプルサイズが小さい場合にはフィッシャーの正確確率検定で直接確率（p値）を求め，サンプルサイズが大きい場合にはχ^2検定で近似的に確率を求めるという使い分けがされてきました．しかし，現在ではコンピュータが発達し，たくさんの計算を簡単に行えるようになったため，サンプルサイズが大きくてもフィッシャーの正確確率検定を用いることができます．ただし，フィッシャーの正確確率検定は，度数の偏りが極端に小さい場合（差が明らかにみられなそうな場合）には使えないことがあります．

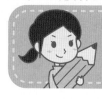

練 習 問 題

ⓐ 保健統計

割合の差の検定に用いるのはどれか.

　①t検定

　②回帰分析

　③一元配置分散分析

　④χ^2〈カイ2乗〉検定

　⑤Wilcoxon〈ウィルコクソン〉の順位和検定

［第106回（2020年）保健師国家試験問題（午後）27より引用］

ⓑ 保健統計

割合の差の検定について正しいのはどれか. <u>2つ選べ</u>.

　①回帰分析で用いる.

　②相関係数が計算できる.

　③クロス集計表は有用である.

　④検定の際に散布図を用いる.

　⑤χ^2〈カイ2乗〉検定で有意差を検定する.

［第108回（2022年）保健師国家試験問題（午前）37より引用］

ⓒ 保健統計

健康診査受診者を対象に，肥満の予防方法の理解度について5項目のテストを実施した．テストの合計得点を求めた後に理解できている群とできていない群に分類した．
健康教室参加の有無との関係を調べるのに使用するのはどれか.

　①相関図

　②回帰直線

　③クロス表

　④平均値の棒グラフ

［第97回（2011年）保健師国家試験問題（午前）25より引用］

練習問題の 解答

ⓐ 正解：④

　　割合（比率）の差の検定に用いるのは，χ^2検定になります．t検定，一元配置分散分析は正規
　　分布に従う（パラメトリックな）データの分析法です（→3章2）．ウィルコクソンの順位和検
　　定は実質的にマン・ホイットニーのU検定と同じ検定方法で，順位データの分析法になります
　　（→4章1）．回帰分析は，2つの変数の直線的な関係をみるときなどに用います（→2章2）．

ⓑ 正解：③，⑤

　　割合（比率）の差の検定では，クロス集計表を作成し，χ^2検定などの分析方法を用います．
　　回帰分析，相関係数，散布図は，2つの変数の関係を調査するときに用います（→2章）．

ⓒ 正解：③

　　健康教室参加の有無とテストの合計得点に関連があるか（健康教室の参加有無によってテスト
　　の点数が異なるかどうか）を調べたいため，クロス集計表にデータをまとめます．

1. 人口静態統計

どのような人が何人いるのかを調べて、社会の課題解決に役立てる！

学習のポイント！

● 人口静態統計，国勢調査について理解しよう

● わが国の人口の動向（人口構成，世帯構造）について理解しよう

重要な公式

● 年齢別人口を用いた指標

$$年少人口割合 = \frac{年少人口}{総人口} \times 100$$

$$生産年齢人口割合 = \frac{生産年齢人口}{総人口} \times 100$$

$$老年人口割合 = \frac{老年人口}{総人口} \times 100$$

● 年齢構造指数

$$年少人口指数 = \frac{年少人口}{生産年齢人口} \times 100$$

$$従属人口指数 = \frac{年少人口+老年人口}{生産年齢人口} \times 100$$

$$老年人口指数 = \frac{老年人口}{生産年齢人口} \times 100$$

$$老年化指数 = \frac{老年人口}{年少人口} \times 100$$

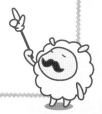

重要な統計用語

人口静態統計
特定の時点における人口の状態（構成）を調査して得られる統計（データ）のこと.

国勢調査
日本に住んでいるすべての人および世帯を対象として，5年に1度行われる統計調査のこと. 国内の人口・世帯の実態を把握することを目的として行われる.

総人口
日本に住んでいるすべての人の数のこと. 2020年の国勢調査の結果，日本の総人口は1億2614万6千人である.

人口ピラミッド
男女別に年齢ごとの人口を示したグラフのこと. 縦軸に年齢，横軸に年齢ごとの人口を示したもの.

5章でお話しする人口統計は，高齢者の生活や認知症の対策など，看護・保健にかかわる問題を把握し，解決するためにもとても重要です．看護師・保健師国家試験でも特によく出題される内容ですので，しっかり学んでいきましょう．

1. そもそも人口統計って？

人口®は，ある集団（ある国，ある地域など）にいるすべての人の数を意味します※1．今もどこかで人が誕生，もしくは死亡しているので人口は絶えず変化していますが，ある一時点に静止したときの人口の状態，つまり，ある日のある時間で止めて調べた場合の人口の状態を**人口静態**（じんこうせいたい），ある一定期間内に起こる人口の動きの状態（増減など）を**人口動態**（じんこうどうたい）といいます．

人口統計とは，対象集団（各国・各地域など）の社会・経済・健康の状態などを把握するために必要な統計（データ）※2のことです．ある一時点の人口の状態についての**人口静態統計**と，ある一定期間（通常は1年間）の出生数，死亡数といった人口の変動についての**人口動態統計**があります．

次に，人口静態を調べるための調査について紹介していきます．

2. 人口静態調査〜人口静態はこうして調べる！

▶国勢調査で調べる

日本の総人口と人口・世帯の構造（どのような人が何人いるのかなど）の人口静態を把握するための**人口静態調査**※3として，**国勢調査**が行われています．

国勢調査は，日本に住んでいるすべての人，全世帯を対象に自己回答形式で行う**悉皆調査**（しっかいちょうさ）（**全数調査**）です．**統計法**に基づいて，**総務省統計局**により**5年に1度**行われ，調査年の10月1日午前0時現在の人口（常住人口）とその構成・属性※4について調べる統計調査です．

世帯単位で調査票の配布と回収が行われます．**世帯**とは，一般的には住居と生計をともにしている人の集まりのことをいい，単身者の場合でも，独立した住居と生計を営んでいる場合は世帯となります．

● 人口＝population
※1 調査の対象となる集団全体，つまり母集団（→3章1-1）と同様の意味です．

※2 例えば人口の構造や分布，変動などに関する統計（データ）があります．

※3 人口静態調査：ある一時点に固定して断面を調べる調査，すなわち断面調査ともいわれます．

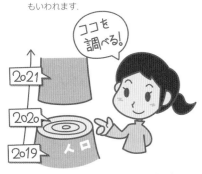

※4 構成・属性：**個人調査**と**世帯調査**により，氏名，性別，世帯主との続柄（つづきがら），出生年月，国籍，就業状況，従業地・通学地，世帯の種類，世帯員の数，住居の種類，居住期間，居住地の移動状況などを調べます．

なお，国籍に関係なく日本国内に在住する**外国人**も基本的には調査の対象となります．

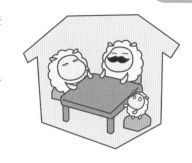

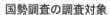

国勢調査のまめ知識

調査票の配布や回収は都道府県および市町村が担当しています．全国を1地区約50世帯からなる国勢調査区に分け，国勢調査員が各世帯に調査票を配布して，回答を依頼し，その後，回収を行います．現在は，調査票を郵送で提出することもできます．2015（平成27）年国勢調査からは，インターネット回答方式が導入され，オンラインで先行して調査が行われました．

統計法により，国勢調査について「報告を求められた者は，これを拒み，または虚偽の報告をしてはならない」と報告義務が規定されており，報告をしなかったり，虚偽の内容を報告した場合には，「50万円以下の罰金に処する」と定められています．

国勢調査の調査対象

国勢調査では，調査時点で日本に3カ月以上滞在している人（常住人口）が調査対象となります．したがって，外国人も対象となり，海外に長期滞在している日本人は対象外となります．外国人のうち，外交官と軍隊は除きます．

外国人人口は1975（昭和50）年以降増加しており，2020（令和2）年において274万7千人です．日本に住む外国人は，中国，韓国・朝鮮，ベトナムの国籍の人が多く，東京都，愛知県，大阪府に多く住んでいます．

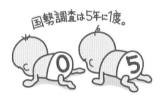

国勢調査は5年に1度。

1920（大正9）年の第1回調査から，西暦の末尾に0と5のつく年に行われています[5]．なお，西暦の末尾に0のつく年は**大規模調査**，末尾に5がつく年は**簡易調査**になっています（表5-1）．国勢調査によって得られた人口は，人口静態統計のほかにも，さまざまな統計資料の作成に活用されています．

※5 最近では，2020（令和2）年に第21回調査が行われ，次回は第22回調査が2025（令和7）年に行われる予定です．なお，第6回調査は1945（昭和20）年に行われる予定でしたが，戦争の影響で中止となり，1947（昭和22）年に**臨時調査**が行われました．統計法に基づいて行われた臨時調査は今のところこの1回のみです．

▶ その他の方法で調べる

その他に人口を把握する方法として，市区町村および特別区の**住民登録（住民基本台帳）**に基づいた統計もよく使われます．また，国勢調査の行われない年や月の人口については**推計**[6]が行われています．

※6 推計：資料をもとにしておおよその数を算出すること．

人口推計と推計人口

国勢調査が行われない期間の人口の推計を**人口推計**といいます．総務省統計局が行っており，国勢調査による人口をもとに，その後における各月の人口の動きを他の人口関連資料から得て，毎月1日現在の人口を算出しています．推計人口とよぶ場合もあります．

表5-1　国勢調査の調査項目

	2020（令和2）年国勢調査 （大規模調査）19項目	2015（平成27）年国勢調査 （簡易調査）17項目
世帯員に関する事項	ア 氏名 イ 男女の別 ウ 出生の年月 エ 世帯主との続き柄 オ 配偶の関係 カ 国籍 キ 現在の住居における居住期間 ク 5年前の住居の所在地 ケ 在学，卒業等教育の状況 コ 就業状態 サ 所属の事業所の名称及び事業の内容 シ 仕事の種類 ス 従業上の地位 セ 従業地又は通学地 ソ 従業地又は通学地までの利用交通手段	ア 氏名 イ 男女の別 ウ 出生の年月 エ 世帯主との続き柄 オ 配偶の関係 カ 国籍 キ 現在の居住における居住期間 ク 5年前の住居の所在地 — ケ 就業状態 コ 所属の事業所の名称及び事業の内容 サ 仕事の種類 シ 従業上の地位 ス 従業地又は通学地 —
世帯に関する事項	ア 世帯の種類 イ 世帯員の数 ウ 住居の種類 エ 住宅の建て方	ア 世帯の種類 イ 世帯員の数 ウ 住居の種類 エ 住宅の建て方

〔「令和2年 国勢調査に関するQ＆A（回答）」（総務省統計局）（https://www.stat.go.jp/data/kokusei/2020/qa-5.html）より引用〕
2015（平成27）年国勢調査は，東日本大震災の影響を調べるため従来とは異なり，「世帯員に関する事項」のキ，クの2項目を追加し，「世帯に関する事項」から住宅の床面積の項目を削除しています．2020（令和2）年国勢調査からは，住宅の床面積の項目は廃止となりました．

　一方，国立社会保障・人口問題研究所が将来の人口の推計を行ったものが**将来推計人口（推計人口）**です．将来の人口を推計するという意味で，将来人口推計（人口推計）とよばれることもあります．人口推計と推計人口，まぎらわしいですが，両者は実施機関とその内容が異なるので，注意してください．

3. 日本の総人口〜人口静態統計①

- 総人口＝全国総人口，全人口

- 国勢調査，人口推計　→5章1-2

※7　総人口などは看護師・保健師国家試験にもよく出題されています．国家試験を受験する年の3年前に公表されているデータ（国家試験の問題がつくられるときに参照されるデータ）を確認しておきましょう．
※8　都道府県別の人口は，2020（令和2）年国勢調査によると東京都が最も多く，鳥取県が最も少なくなっています．

　日本に住んでいるすべての人の数（**総人口**）は，総務省統計局が行っている国勢調査や人口推計から確認することができます．2020（令和2）年の国勢調査による10月1日現在の総人口は1億2614万6千人でした※7．これまでずっと増加してきましたが，2015年には国勢調査の開始以来，はじめての減少となり，2020年には引き続き減少となっています※8．

　国立社会保障・人口問題研究所が，5年に1度，国勢調査の結果をもとにして，全国の将来人口を推計しています．これを**将来推計人口**もしくは，単に**推計人口**といいます．今後このまま人口の減少が進むと，2045年頃には日本の総人口が1億人以下になるものと考えられています（図5-1）．

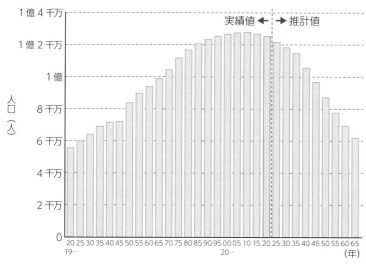

図5-1　人口の推移と将来人口
〔「日本の統計2021」（総務省統計局）（https://www.stat.go.jp/data/nihon/pdf/21nihon.pdf）をもとに作成. 2020年は国勢調査による人口とした.〕

4. 人口ピラミッド〜人口静態統計②

　人口の総数に占める性別・年齢別の構成を示したグラフ（ヒストグラム）のことを**人口ピラミッド**といいます. 男女別に, 年齢ごとの人口を低年齢から順に積み上げた図で, 縦軸に年齢, 横軸に年齢ごとの人口の数（もしくは割合）を表しています（**図5-2**）.

　現在の日本の人口ピラミッドの形は, 逆ひょうたん型, 壺型などとよばれています. 戦争や**ひのえうま**による出生数の減少, **第1次・第**

●ヒストグラム　→1章2-2

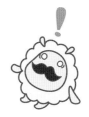

逆ひょうたん型

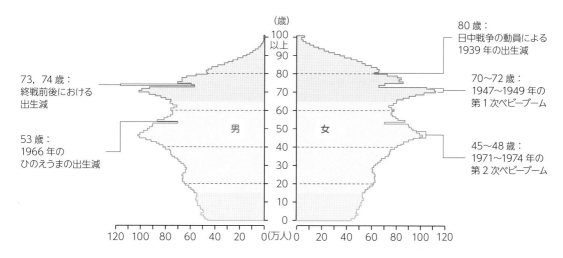

図5-2　わが国の人口ピラミッド〔2019（令和元）年10月1日現在〕
〔「日本の統計2021」（総務省統計局）（https://www.stat.go.jp/data/nihon/pdf/21nihon.pdf）より引用. 着色は著者変更〕

2次ベビーブームによる出生数の増加，近年の少子化による出生数の減少などにより，凸凹な形になっています.

advance ∞∞∞

ひのえうま

ひのえうま（丙午）とは干支の一つです．ひのえうまは，60年に一度，43番目にくる年を指します．前回は1966（昭和41）年，次回は2026（令和8）年です．

　江戸時代，1666年のひのえうま生まれの女性が，愛しい彼に会うために放火事件を起こしたことなどから，ひのえうまに生まれた女性は気性が激しく，夫の命を縮めてしまう，夫を殺してしまうなどという迷信ができたといわれています．実際に，迷信の影響で1906（明治39）年のひのえうまの年に生まれた女性が結婚できず，自殺してしまうなどの事件も起こりました．このため1966年の出生数が大きく減少したと考えられています．

　今後はベビーブームの世代が高年齢層に入るとともに，出生数が年々減少する**少子高齢化**によって，人口ピラミッドの下の部分はますます狭くなっていき，逆ピラミッド型になると推測されています（図5-3）.

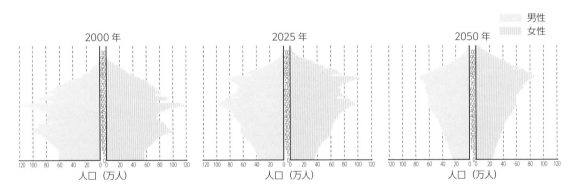

20～64歳人口の65歳以上人口に対する比率（総人口）

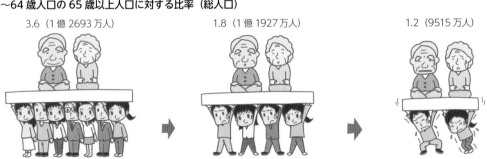

3.6（1億2693万人）　　　1.8（1億1927万人）　　　1.2（9515万人）

図5-3　人口ピラミッドの変化（予想）
少子高齢化により，高齢者を支える若者がどんどん少なくなると予想されています.
[「人口ピラミッドの変化（拡大画像）」（財務省）より引用]

5. 人口構成（年齢別人口）～人口静態統計③

日本の人口構成は，現在および将来の社会や医療保健福祉の状況を把握し，予測するための最も基本的な情報です．看護・保健活動においては，これらの情報に基づいて計画の立案・実施をすることになります[9]．

人口の年齢別の構成は，国勢調査によって調べられた各年齢の人口（**年齢別人口**）によって表されます．年齢別に大きく3つに分けた**年齢3区分別人口**がよく用いられます．この区分では

- 0〜14歳の人口を**年少人口**
- 15〜64歳の人口を**生産年齢人口**
- 65歳以上の人口を**老年人口**°

といいます．また，年少人口と老年人口を合わせた人口（年少人口＋老年人口）を**従属人口**といいます．

▶ 子どもや高齢者がどれくらいを占めるかわかる

年齢別人口を用いて，次のような人口統計にかかわる統計指標が計算されます．

年齢別人口を用いた指標

- 年少人口割合 $= \dfrac{\text{年少人口}}{\text{総人口}} \times 100$
- 生産年齢人口割合 $= \dfrac{\text{生産年齢人口}}{\text{総人口}} \times 100$
- 老年人口割合 $= \dfrac{\text{老年人口}}{\text{総人口}} \times 100$

° 老年人口割合

老年人口割合°は，総人口に対し65歳以上の人口の割合がどのくらいかを示すもので，人口の高齢化を示す指標です．2020（令和2）年の国勢調査による日本の老年人口割合[10]は28.6％（**超高齢社会**）で，2015（平成27）年の26.6％から上昇しており，国勢調査の調査開始以来，最高となっています[11]．

老年人口割合は，1970（昭和45）年に7％以上（**高齢化社会**），1994（平成6）年に14％以上（**高齢社会**），2007（平成19）年に21％以上（**超高齢社会**）と上昇してきています．国立社会保障・人口問題研究所によると[12]，2030年には31.2％，2040年には

※9 人口構成や世帯構造の割合は看護師国家試験の必修問題として特によく問われるので，国家試験を受験する3年前のデータをしっかり確認しておきましょう．

° 老年人口＝高齢者人口

° 老年人口割合＝高齢化率

※10 2021（令和3）年10月1日現在の人口推計では，老年人口の割合は28.9％となっており，増加しています．

※11 諸外国と比べても，日本の老年人口割合は世界1位です（2020年現在）．

※12 出典：「日本の将来推計人口（平成29年推計）」（国立社会保障・人口問題研究所）（https://www.ipss.go.jp/pp-zenkoku/j/zenkoku2017/pp29_ReportALL.pdf）

35.3％，2060年には38.1％に達すると推計されており，**高齢化**が急速に進んでいる状況です※13.

● 年少人口割合，生産年齢人口割合

2020（令和2）年の国勢調査による年少人口割合※14は11.9％で，出生数の減少傾向と死亡状況の改善による高齢者人口の増加などにより，その割合は年々減少しています．生産年齢人口割合※14は59.5％で，こちらも年々減少傾向にあります（**図5-4**）．

※13　高齢化によって長く病気を抱えて生活する人々が増え，治療に加えて生活を支援する部分の需要が高まってくると考えられます．看護・保健の領域では，特に地域看護，訪問看護がより重要な役割となり，看護師の活動の場が病院から地域へと変化していくと考えられています．今後，ますます看護師・保健師の活躍が期待されています．
※14　2021（令和3）年10月1日現在の人口推計では，年少人口割合は11.8％，生産年齢人口割合は59.4％となっています．

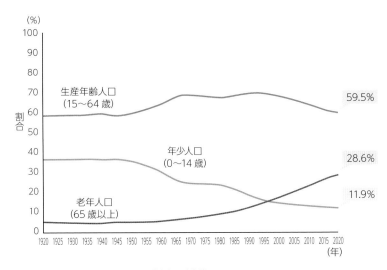

図5-4　年齢3区分別人口割合の推移
[「令和2年国勢調査の人口等基本集計」（総務省統計局）（https://www.stat.go.jp/data/kokusei/2020/kekka/pdf/outline_01.pdf）より抜粋して引用]

▶ 子どもや高齢者を何人で支えているかがわかる

● 年齢構造指数＝年齢構成指数

年齢構成の特徴をみるための指数を**年齢構造指数**といい，年少人口指数，従属人口指数，老年人口指数，老年化指数などがあります．

年齢構造指数

- 年少人口指数 $=\dfrac{年少人口}{生産年齢人口}\times 100$

- 従属人口指数 $=\dfrac{年少人口＋老年人口}{生産年齢人口}\times 100$

- 老年人口指数 $=\dfrac{老年人口}{生産年齢人口}\times 100$

- 老年化指数 $=\dfrac{老年人口}{年少人口}\times 100$

● 年少人口指数

年少人口指数は人口の若年化の程度をみる指標で，生産年齢の人

100人が何人の年少者の生活を支えているか（扶養すべきか）を示す指標です．年少人口指数は20.0（2020年）[15]で，近年減少傾向です[16].

老年人口指数，老年化指数

老年人口指数と老年化指数は，人口の高齢化の程度をみる指標です．**老年人口指数**は生産年齢の人100人が何人の高齢者を扶養すべきかを示します．老年人口指数は48.0（2020年）[15]で，増加傾向です．

日本では高齢者が多く年少者が少ないため，**老年化指数**の数字が大きくなっており，200を超えています[17]．老年化指数は239.7（2020年）[15]で，近年増加傾向にあります．

日本の老年人口指数，老年化指数は諸外国と比べて高い水準（レベル）となっており，**少子高齢化**が急速に進んでいることを示しています．

従属人口指数

従属人口指数は，生産年齢の人100人が何人の年少・高齢者を扶養すべきかを示します．従属人口指数は68.0（2020年）[15]で増加傾向です．

▶ 働ける人口

労働力人口は，15歳以上の人口のうち，就業している者と完全失業者（就業はしていないが就職活動はしている者）の合計，つまり労働の力となる人口です．2021（令和3）年の労働力調査によると，約6860万人です．**労働力人口比率**[18]は62.1％，完全失業者は193万人で，**完全失業率**[19]は2.8％となっています．

advance

労働力人口と非労働力人口

労働力人口には，アルバイトをしている学生やパートをしている主婦なども入ります．

一方，非労働力人口は，15歳以上の人口のうち，病気などの理由で就業できない者や，就業していないだけでなく就業の意思もない者の合計です．したがって，専業主婦や，アルバイトをしていない学生，定年退職をした高齢者，いわゆるニートとよばれる15～34歳までの通学・家事を行っていない者も含まれます．

2021（令和3）年の労働力調査によれば，就業者が最も増加した産業は「医療・福祉」です．

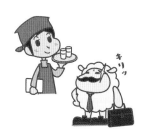

※15　2020（令和2）年国勢調査の年齢別人口より算出した値．2021（令和3）年10月1日現在の人口推計では，年少人口指数19.8，老年人口指数48.6，老年化指数245.0，従属人口指数68.5となっています．
※16　少子化などにより看護師の確保が困難なため，慢性的な人材不足となっています．看護師の需要はますます増えている状況です．子どもの数が減るのとは逆に，母性看護や小児看護への要求は増大していて，不妊治療や子育て支援に関する取り組みも必要です．看護師は医学・看護の知識・技術だけでなく，保育的な知識も身につけることが求められています．
※17　これは年少者100人に対して，高齢者が200人以上の割合となっていることを示しています．

※18　労働力人口比率：15歳以上の人口に占める労働力人口の割合．
※19　完全失業率：労働力人口に占める完全失業者の割合．

6. 世帯数，世帯構造〜人口静態統計④

※20 世帯構造：世帯のメンバー（家族）構成がどのような構造（種類）であるかを表すもので，単独世帯，核家族世帯，三世代世帯などに分けられます．

※21 世帯に関する情報は基本情報なので，さまざまな統計調査で調べられています．国勢調査は全世帯を対象に行われる調査で，世帯の種類，世帯員の数，住居の種類などを調べます（→5章1-2）．住民基本台帳は，個人単位の住民票を世帯ごとに編成したもので，世帯数や一世帯の平均構成人員などを把握することができます．国民生活基礎調査は，毎年行われる標本調査（→3章1-1※2）で，世帯数，世帯人員の状況（世帯構造など），世帯の所得などの状況，世帯員の健康・介護の状況などを調べます．なお，2020（令和2）年の調査は新型コロナウイルス感染症への対応等の観点から中止されました．

日本の**世帯数**と**世帯構造**[20] は，総務省統計局が5年ごとに行っている国勢調査[21]，総務省自治行政局の住民基本台帳人口要覧[21]，厚生労働省が毎年実施している国民生活基礎調査[21] から調べることができます．

国民生活基礎調査によると，日本の世帯数は年々増加傾向にあります．一方，一世帯あたりの平均世帯人員数は年々減少しています（図5-5）．

advance

人口は減っても世帯数は増える？

人口は減少傾向であるのに対して，世帯数は増加傾向にあります．一人暮らしの人は一人でも一世帯と数えるため，一世帯あたりの人数が減少していることが，世帯数増加の理由であると考えることができます．

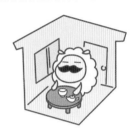

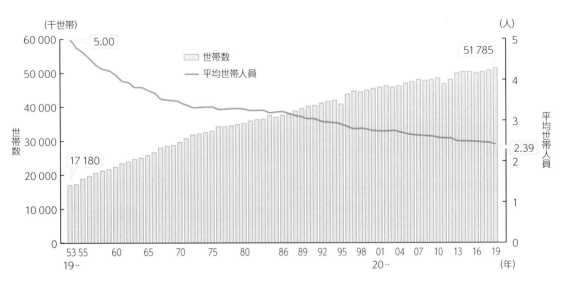

図5-5 世帯数と平均世帯人員の年次推移

注：1）1995（平成7）年の数値は，兵庫県を除いたものである．
　　2）2011（平成23）年の数値は，岩手，宮城県および福島県を除いたものである．
　　3）2012（平成24）年の数値は，福島県を除いたものである．
　　4）2016（平成28）年の数値は，熊本県を除いたものである．
[「2019年 国民生活基礎調査の概況」（厚生労働省）（https://www.mhlw.go.jp/toukei/saikin/hw/k-tyosa/k-tyosa19/dl/02.pdf）より引用．年号は西暦表記とした]

日本の世帯構造の割合[22]は，世帯人員が一人の**単独世帯**（一人暮らし）が全世帯の28.8％で最も多く，次いで**夫婦と未婚の子のみの世帯**が28.4％，**夫婦のみの世帯**が24.4％，**ひとり親と未婚の子のみの世帯**が7.0％，**三世代世帯**が5.1％となっています（図5-6）．近年，三世代が同居する世帯は減少し，**核家族**[23]の世帯（59.8％）が増加しています．

高齢者世帯[24]は全世帯の28.7％で，増加傾向となっています．高齢者世帯のうち，単独世帯が49.5％，夫婦のみの世帯が46.6％となっており，高齢者の単独世帯が近年，急激に増加しています（図5-7）．2020年国勢調査では，高齢者のおよそ5人に1人が一人暮らしと集計されています．

※22 2019（令和元）年現在のデータ．世帯構造の割合は，看護師・保健師国家試験にも出題されますので，毎年の国民生活基礎調査のデータを確認しましょう．

※23 核家族：夫婦のみ，夫婦と未婚の子のみ，ひとり親と未婚の子のみの3つを合わせたもの．

※24 高齢者世帯：世帯主の年齢が65歳以上の世帯．

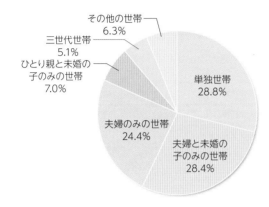

図5-6 世帯構造の割合〔2019（令和元）年〕
〔「2019年 国民生活基礎調査の概況」（厚生労働省）（https://www.mhlw.go.jp/toukei/saikin/hw/k-tyosa/k-tyosa19/dl/02.pdf）より引用〕

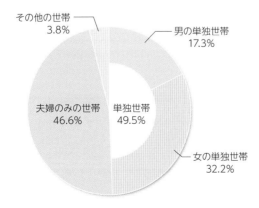

図5-7 高齢者世帯の世帯構造〔2019（令和元）年〕
注：「その他の世帯」には，「親と未婚の子のみの世帯」および「三世代世帯」を含む．
〔「2019年 国民生活基礎調査の概況」（厚生労働省）（https://www.mhlw.go.jp/toukei/saikin/hw/k-tyosa/k-tyosa19/dl/02.pdf）より引用〕

※25　世帯に65歳以上の高齢者がいる場合です．世帯主が65歳以上の高齢者である高齢者世帯とは定義が違いますので注意してください．

65歳以上の者のいる世帯[25]は，全世帯の半分近く（49.4％）を占めています．65歳以上の者のいる世帯のうち，夫婦のみの世帯が32.3％で最も多く，次いで単独世帯が28.8％，親と未婚の子のみの世帯が20.0％です．

7. 世界の人口〜人口静態統計⑤

※26　国際連合：国連ともいい，国際平和と安全維持，国際協力の達成などのために設立された国際機関です．193カ国が加盟しています．世界保健機関（WHO）も国際連合の専門機関の一つです．

第2次世界大戦後，世界の人口は爆発的に増加し，国際連合[26]の推計では2019（令和元）年の世界人口は**約77億人**にのぼっています．国別にみると，多いほうから中国，インド，アメリカとなっており，日本の人口は世界で11番目です（表5-2）．

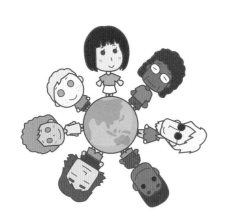

表5-2　世界各国の人口ランキング

順位	国	人口（百万人）
1	中国	1434
2	インド	1366
3	アメリカ	329
4	インドネシア	271
5	パキスタン	217
6	ブラジル	211
7	ナイジェリア	201
8	バングラディッシュ	163
9	ロシア	146
10	メキシコ	128
11	日本	127

〔「World Population Prospects 2019, Highlights」(United Nations, Department of Economic and Social Affairs, Population Division)，2019 (https://population.un.org/wpp/publications/Files/WPP2019_Highlights.pdf) より引用〕

日本やアメリカなど先進地域の人口増加傾向は鈍化して（弱まって）きており，インドやインドネシアなどの発展途上地域では高い人口増加率となっています．また，アジアの地域は，中国やインドなど人口の多い国が他の地域よりも多く，世界人口の半数以上を占めています．今後も世界の人口は増加を続け，将来的には100億人を超えるとも予測されています．

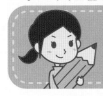

練 習 問 題

ⓐ 人口統計

わが国の令和2（2020）年10月1日現在の全国総人口に最も近いのはどれか.

①1億人

②1億2千万人

③1億4千万人

④1億6千万人

［第97回（2008年）看護師国家試験問題（午前）54を参考に作成］

ⓑ 国勢調査

国勢調査について正しいのはどれか.

①住所の情報は含まない.

②調査は世帯ごとに実施する.

③層化無作為抽出法で地域を選定する.

④日本に居住する外国人は対象としない.

［第98回（2012年）保健師国家試験問題（午前）29より引用］

ⓒ 人口構成

日本の令和2（2020）年における人口の動向について正しいのはどれか.

①年少人口の構成割合は20％台である.

②老年人口の構成割合は20％台である.

③従属人口指数は80台である.

④老年化指数は180台である.

［第102回（2013年）看護師国家試験問題（午前）31を参考に作成］

ⓓ 人口構成

日本の将来推計人口（平成29年推計）で2030年の65歳以上人口が総人口に占める割合に最も近いのはどれか.

①15％

②30％

③45％

④60％

［第104回（2015年）看護師国家試験問題（午前）1を参考に作成］

ⓔ 人口構成

人口年齢区分における15歳から64歳までの年齢区分はどれか.

①従属人口

②年少人口

③老年人口

④生産年齢人口

［第104回（2015年）看護師国家試験問題（午後）7より引用］

ⓐ 正解：②

日本の総人口はおよそ 1 億 2 千万人台です．

ⓑ 正解：②

国勢調査は 5 年に 1 度行われる悉皆調査（全数調査）で，調査時点で日本に居住する全世帯を対象とします．

ⓒ 正解：②

2020 年の年少人口割合は 11.9％で 10％台，老年人口割合は 28.6％で 20％台，従属人口指数は 68.0 で 60 台，老年化指数は 239.7 で 230 台となっています．

ⓓ 正解：②

65 歳以上人口が総人口に占める割合なので，老年人口割合のことですね．日本の将来推計人口（平成 29 年推計）では，2030 年には 31.2％に達すると推計されています．

ⓔ 正解：④

生産年齢人口は，15～64 歳までの年齢区分です．

2. 人口動態統計

出生・死亡などの状況について調べる！
日本人の三大死因って何の病気？

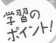
学習の
ポイント！

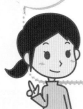

- 人口動態統計について理解しよう

- 出生・死亡に関する指標について理解しよう

重要な公式

- 出生率

$$出生率＝\frac{年間出生数}{10月1日現在日本人人口}×1000$$

- 合計特殊出生率

$$合計特殊出生率＝\frac{母の年齢別出生数}{年齢別女性人口}の合計$$

15〜49歳の女性

- 死亡率

$$死亡率＝\frac{年間死亡数}{10月1日現在日本人人口}×1000$$

- 年齢調整死亡率（直接法）

$$年齢調整死亡率（直接法）＝\frac{\left(\begin{array}{c}観察集団の各年齢階級の死亡率\\ ×\\ 基準集団のその年齢階級の人口\end{array}\right)の各年齢階級の合計}{基準集団の総数}$$

$$×1000（もしくは100\,000）$$

● 標準化死亡比

$$標準化死亡比＝\frac{観察集団の実際の総死亡数}{観察集団の期待死亡数}×100$$

観察集団の期待死亡数＝（観察集団の各年齢階級の人口×基準集団のその年齢階級の死亡率）の各年齢階級の合計

● 乳児死亡率

$$乳児死亡率＝\frac{年間乳児死亡数}{年間出生数}×1000$$

乳児死亡＝生後1年未満の死亡

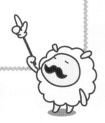

重要な統計用語

人口動態統計

ある一定期間における人口の動きを調査して得られる統計のこと．出生，死亡，死産，婚姻，離婚についての調査．

合計特殊出生率

15〜49歳の女性の年齢別出生率の合計のこと．一人の女性が生涯に平均で何人の子どもを生むかを予測する指標．

年齢調整死亡率

観察集団の年齢構成を基準集団のものにそろえて求めた死亡率のこと．年齢構成が違う集団どうしの死亡率を比べるときに便利．

1. 人口動態調査～人口動態はこうして調べる！

　出生や死亡などの人口の動きを把握することは，死亡の原因は何が多いのか，社会環境がどのように変化しているのかなどを知るためにとても重要です．

　日本の一定期間における人口の動きの状態（増減など）[※1]を把握するための調査を**人口動態調査**といいます．**出生，死亡，死産，婚姻，離婚**の5つの事象[※2]について，**悉皆調査**が行われています．調査の期間は1月1日～12月31日の1年間が対象となり，毎年調査が行われています[※3]．

　人口動態統計は，届け出が義務づけられている5つの事象についての届書（出生届・死亡届・死産届・婚姻届・離婚届）などにより作成されます．調査対象には日本在住の外国人や海外在住の日本人も含まれます．

※1　これを人口動態というのでしたね（→5章1-1）.

※2　これらをまとめて**人口動態事象**といいます.
●悉皆調査＝全数調査
※3　1898（明治31）年の戸籍法制定の翌年，1899（明治32）年から調査が開始されました.

advance

いつまでに届け出る？

出生・死亡・死産・婚姻・離婚の届書は市区町村に提出します．出生届は生まれた日から14日以内（生まれた日を含む），死亡届は死亡したのを知った日から7日以内，死産届は死産した日から7日以内に届け出が必要となります．婚姻届と離婚届は届け出た日から効力が発生します．

　市区町村長は，これらの届書および出生証明書，死亡診断書，死産証明書などに基づいて**人口動態調査票**（出生票，死亡票，死産票，婚姻票，離婚票）を作成し，これを管轄区域の保健所（保健所長）に送付します．保健所長はこれらをとりまとめ，毎月，都道府県知事に送付します．都道府県知事はこれらを審査した後に厚生労働大臣に送付し，**厚生労働省**（政策統括官，統計・情報政策担当）が集計を行います．

2. 出生と人口再生産～人口動態統計①

▶出生率

●出生率＝粗出生率，普通出生率

　人口動態のうち出生の動向を表す指標として，**出生率**があります．

$$出生率 = \frac{年間出生数}{10月1日現在日本人人口} \times 1000$$

※4　専門的には**人口千対**（じんこうせんたい）といいます．単位は‰（パーミル）を用いますが，本書では省略しています.

　出生率は人口1000人あたり[※4]で，1年間にどのくらいの出生があったのかを示します．人口は**年央人口**を使います．

年央人口って？

さまざまな指標に人口は用いられていますが，人口は日に日に変化しているため，どの時点の人口を用いればよいかという問題が生じます．

　国際的な基準では，1〜12月のちょうど中央にあたる7月1日現在の人口を使います．日本は年度（4月〜翌年3月）の中央が10月1日なので，年度ごとにまとめられるようなデータでは10月1日現在の人口を用います．国勢調査も10月1日現在の人口を調べていましたね（→5章1-2）．

　2020（令和2）年の人口動態統計によると，出生数は84万835人[5]（図5-8　　　），出生率は人口千対6.8で前年（7.0）より減少しています[6]．男女比は1対1ではなく，男性が女性よりもやや多く生まれています．

※5　出生数や後述する合計特殊出生率などは看護師・保健師国家試験によく出題されていますので，受験年の3年前のデータを把握しておきましょう．
※6　平均38秒に1人の赤ちゃんが日本のどこかで生まれていることになります．

出生率にもいろいろある

「出生率」というと，日本では後述する合計特殊出生率を指すことも多いのですが，本書では，単純に人口1000人あたりにおける年間出生数である粗出生率（普通出生率）のことを指します．

　他にも，15〜49歳女性の総人口における年間出生数を示した総出生率や，年次間や地域間での出生率を比較するために年齢構造による影響を取り除いた標準化出生率などもあります．

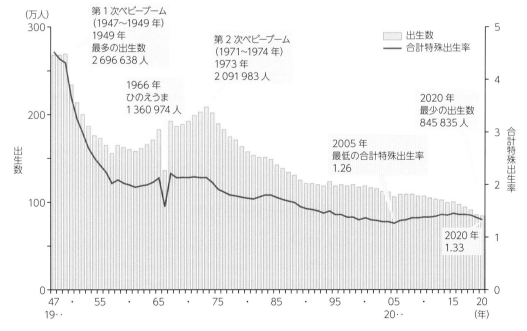

図5-8　出生数および合計特殊出生率の年次推移

[「令和2年（2020）人口動態統計月報年計（概数）の概況」（厚生労働省）（https://www.mhlw.go.jp/toukei/saikin/hw/jinkou/geppo/nengai20/dl/kekka.pdf）より引用．2020年の数値は人口動態統計（確定数）より著者追記．年号は西暦表記とした]

▶人口再生産

　一人の女性が生涯に何人の子どもを生むかを示す指標を，人口再生産◦といいます．一人の女性が生涯に平均で何人の子どもを生むかを予測する指標を**合計特殊出生率**◦といい，少子化の指標として使われます．

◦人口再生産＝人口再生産率，再生産率
◦合計特殊出生率＝合計出生率，粗再生産率，平均子ども数

$$合計特殊出生率 = \frac{母の年齢別出生数}{年齢別女性人口} の合計$$
$$15～49歳の女性$$

※7　女性が出産可能とされる年齢です.

　これは，15～49歳[7]の女性について，1年間に出産した子どもの数を年齢ごとに調べ，年齢別の女性人口で割って**年齢別出生率**を求めたあと，15～49歳それぞれの値を合計することによって計算されます．世界保健機関（WHO）の定義に基づいて算出されているため，国際比較にも用いられます．日本の2020（令和2）年の合計特殊出生率は1.33です（図5-8——）．すなわち一人の女性が生涯に平均で1.33人の子どもを生むという計算になります[8]．

※8　都道府県で最も合計特殊出生率が高いのは沖縄県（1.83），最も低いのは東京都（1.12）となっています.

　出生率の最も高い母の年齢層（年齢階級）は，かつては25～29歳でしたが，**晩婚化**および**晩産化**により，現在は30～34歳の出生率が最も高く（図5-9），出生児の母の平均年齢は32.0歳です．

◦人口置換水準＝人口置き換え水準

　人口が将来にわたって増えも減りもしない，人口を一定に維持するために必要な合計特殊出生率を**人口置換水準**◦といいます．現在の人口を維持できる合計特殊出生率の目安となります．夫婦2人で2人の子どもを生めば将来の人口は変わらないことになりますが，生まれた子どもが出産年齢に達するまでに死亡する可能性（15歳までの死亡率）も考慮して，現在の人口置換水準は2.06となっています[9]．合計特殊出生率がこれよりも低いと，日本の将来の人口は減少していくと予測されます．

※9　国立社会保障・人口問題研究所人口統計資料集2022における2020（令和2）年のデータ.

▶総再生産率と純再生産率

　総再生産率は，一人の女性が生涯で何人の女児を生むかという数（**平均女児数**）を示すものです[10]．15～49歳の女性について，年齢別の女児出生数を年齢別の女性人口で割ったあと，15～49歳それぞれの値を合計したものです[11]．

　純再生産率とは，総再生産率からさらに，女児が妊娠可能年齢を過ぎるまで（0～49歳）の死亡率を考慮して計算したもので，出産可能

※10　女性にしか子どもを出産することはできないため，将来の人口について考える場合には，生まれてくる子どもが女児であるかどうかが重要となります.
※11　総再生産率＝｜母の年齢別女児出生数/年齢別女性人口｜の15～49歳までの合計.

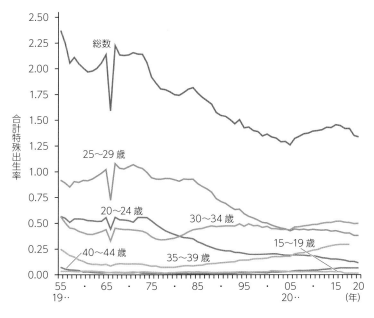

図5-9　合計特殊出生率の年次推移（年齢階級別内訳）
[「令和2年人口動態統計月報年計（概数）の概況」（厚生労働省）（https://www.mhlw.
go.jp/toukei/saikin/hw/jinkou/geppo/nengai20/dl/kekka.pdf）より引用. 年号は西
暦表記とした]

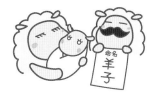

な女性人口の生存率を生命表[※12]によって求めて調整した値[※13]です.
日本では，この年齢層の死亡率は低いため，総再生産率と純再生産率
はほとんど変わりません[※14]. 純再生産率が1.0を下回ると将来の人口
は減少していきます.

3. 死亡〜人口動態統計②

▶死亡率

人口動態のうち，死亡の動向を表す指標として**死亡率**[●]があります.

$$死亡率 = \frac{年間死亡数}{10月1日現在日本人人口} \times 1000$$

これは，人口（年央人口）に対する1年間の死亡数の割合のことで
す. 通常，人口1000人あたり（人口千対）の年間死亡数で表します.
2020（令和2）年の死亡数は137万2755人，死亡率は人口千対
11.1です[※15].

[※12]　生命表：生存率，死亡率などの指標
を載せた表のこと（→5章3）.
[※13]　純再生産率＝[[生命表による年齢
別女性定常人口/生命表による0歳の女性
生存数（100000人）]×[母の年齢別女児
出生数/年齢別女性人口]]の15〜49歳ま
での合計
[※14]　国立社会保障・人口問題研究所の
人口統計資料集2022によると，2020（令
和2）年の総再生産率は0.65，純再生産率
は0.64となっています.

[●]死亡率＝粗死亡率ともいう.

[※15]　平均23秒に1人が日本のどこかで
死亡していることになります.

▶死因別死亡率

1年間の死亡者数を死因別にまとめ，人口10万人あたりの割合を求めたものを**死因別死亡率**といいます．

表5-3　死因順位別の死亡数と死亡率

死因順位	死因	死亡数（人）	死因別死亡率（人口10万対）	死亡総数に占める割合（%）
	全死因	1 372 755	1 112.5	100.0
1	悪性新生物〈腫瘍〉	378 385	306.6	27.6
2	心疾患	205 596	166.6	15.0
3	老衰	132 440	107.3	9.6
4	脳血管疾患	102 978	83.5	7.5
5	肺炎	78 450	63.6	5.7
6	誤嚥性肺炎	42 746	34.6	3.1
7	不慮の事故	38 133	30.9	2.8
8	腎不全	26 948	21.8	2.0
9	アルツハイマー病	20 852	16.9	1.5
10	血管性等の認知症	20 815	16.9	1.5

〔「令和2年（2020）人口動態統計（確定数）の概況」（厚生労働省）（https://www.mhlw.go.jp/toukei/saikin/hw/jinkou/kakutei20/dl/16_all.pdf）を参考に作成〕

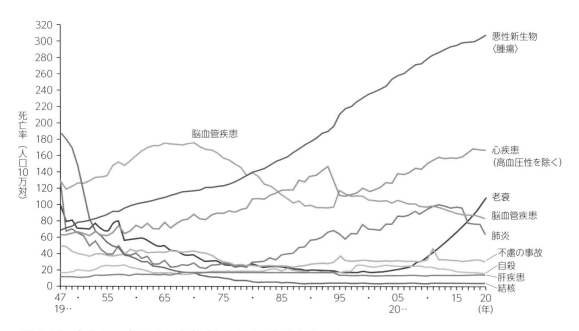

図5-10　主な死因別にみた死亡率（人口10万対）の年次推移
〔「令和2年（2020）人口動態統計月報年計（概数）の概況」（厚生労働省）（https://www.mhlw.go.jp/toukei/saikin/hw/jinkou/geppo/nengai20/dl/kekka.pdf）より引用．年号は西暦表記とした〕

$$死因別死亡率 = \frac{年間の死因別死亡数}{10月1日現在日本人人口} \times 100\,000$$

死因の分類は，世界保健機関（WHO）が定めた**ICD-10**[16]に準拠して作成された「疾病，傷害及び死因の統計分類」に基づいて行われます．

2020（令和2）年現在，死因の第1位は**悪性新生物**®，第2位は**心疾患**，第3位は**老衰**，第4位は**脳血管疾患**となっています[17]（表5-3，図5-10）．悪性新生物は一貫して**増加傾向**にあります．1〜3位の三大死因による死亡数は，全死亡数の50％を超えています．

年齢階級別の死因の第1位は，0〜4歳が先天奇形，変形および染色体異常，5〜9歳が悪性新生物，10〜39歳が自殺，40〜89歳が悪性新生物，90〜94歳が心疾患，95歳以上が老衰となっています．

▶ **年齢調整死亡率**

死亡率は高齢者が多い集団ほど高くなります．ですから，年齢構成が違う集団を比較したり，年ごとの変化を調べたりしたい場合は，年齢構成を調整して同じにしなければいけませんね．現在の人口の年齢構成を調整し，**基準集団**と同じにして死亡率を求めたものを**年齢調整死亡率**®といいます．年齢構成を基準に合わせることによって，異なる地域や年代の死亡率を比較できるようになります．基準集団として，**基準人口（平成27年モデル人口：表5-4）**がよく使われます[18]．

表5-4 **基準人口（平成27年モデル人口）**

年齢階級（歳）	基準人口（人）	年齢階級（歳）	基準人口（人）
0	978 000	50〜54	8 451 000
1〜 4	4 048 000	55〜59	8 793 000
5〜 9	5 369 000	60〜64	9 135 000
10〜14	5 711 000	65〜69	9 246 000
15〜19	6 053 000	70〜74	7 892 000
20〜24	6 396 000	75〜79	6 306 000
25〜29	6 738 000	80〜84	4 720 000
30〜34	7 081 000	85〜89	3 134 000
35〜39	7 423 000	90〜94	1 548 000
40〜44	7 766 000	95歳以上	423 000
45〜49	8 108 000	総数	125 319 000

[「令和2年（2020）人口動態統計（確定数）の概況」（厚生労働省）（https://www.mhlw.go.jp/toukei/saikin/hw/jinkou/kakutei20/dl/16_all.pdf）より引用]

※16 ICD-10：ICD（国際疾病分類）の10回目の改訂版．この改訂版であるICD-11が2019年に承認され，2022年に正式に発効しました（→6章4-1）．

● 悪性新生物＝がん，悪性腫瘍

※17 死因順位は看護師・保健師国家試験の頻出事項です．しっかり覚えておきましょう．2017年より誤嚥性肺炎が死因順位に用いる分類項目に追加されたため，肺炎の順位が下がっています（2016年：3位→2020年：5位）．

死因順位（2020年現在）
1位 悪性新生物（増加傾向）
2位 心疾患
3位 老衰
4位 脳血管疾患

● 年齢調整死亡率＝訂正死亡率

※18 これまでは昭和60年モデルが使われてきましたが，2020（令和2）年から平成27年モデル人口が使われています．国どうしの比較などの国際比較には，**世界基準人口**が使われます．

近年は，高齢者の増加に伴って高齢者の死亡数が増加し，死亡率は上昇していますが，医学の発展などにより年齢階級別死亡率は改善しており，年齢調整死亡率は低下しています[19].

年齢調整の方法には，直接法と間接法があります．年齢調整死亡率（直接法）は，まず，観察対象の集団（観察集団）について年齢階級ごとの死亡率を調べ，同じ年齢階級の基準集団の人口と掛け合わせます．そしてすべての年齢階級の値を合計し，基準集団の総数で割ったあと，人口千対（×1000）もしくは人口10万対（×100 000）で表します．

※19　2020（令和2）年の日本の年齢調整死亡率（人口千対）は男性13.3，女性7.2です．
2020（令和2）年から算出に用いる基準人口が平成27年モデル人口に変更になったため，従来の昭和60年モデル人口を用いた数値よりも高くなっていますが，平成27年モデル人口で算出した場合の前年の年齢調整死亡率より低下しています．

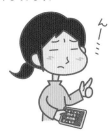

$$\text{年齢調整死亡率（直接法）} = \frac{\left(\begin{array}{c}\text{観察集団の各年齢階級の死亡率}\\ \times \\ \text{基準集団のその年齢階級の人口}\end{array}\right)\text{の各年齢階級の合計}}{\text{基準集団の総数}} \times 1000\,(\text{もしくは}\,100\,000)$$

▶ 標準化死亡比

先ほどお話しした直接法に対して，間接法による年齢調整は人口が小さい場合によく使われます．例えば市町村の疾病による死亡率を比較する場合などです[20]．間接法では，**標準化死亡比**（SMR）という比を用いることが一般的です．

※20　年齢調整死亡率（間接法）：式は
年齢調整死亡率（間接法）＝基準集団の死亡率$\times\frac{\text{標準化死亡比}}{100}\times$1000（もしくは100 000）

$$\text{標準化死亡比} = \frac{\text{観察集団の実際の総死亡数}}{\text{観察集団の期待死亡数}} \times 100$$

観察集団の期待死亡数＝（観察集団の各年齢階級の人口×基準集団のその年齢階級の死亡率）の各年齢階級の合計

まず，観察集団の実際の総死亡数を調べ，それを観察集団の期待死亡数で割ります．期待死亡数は，予想通りならこの数になると期待される値です．詳しくいうと，基準集団の年齢階級別死亡率と同じペースで観察集団に死亡が発生した場合の死亡数です．最後に100をかけたものが標準化死亡比です．この値が100より大きければ観察集団の死亡率が基準集団より高く，100より小さければ観察集団の死亡率が基準集団より低いことを示します．

▶ 自然増減率

出生数から死亡数を引いたものを**自然増減数**といい，人口1000人に対する1年間の自然増減数を**自然増減率**といいます．

$$自然増減率 = \frac{自然増減数（出生数 - 死亡数）}{10月1日現在日本人人口} \times 1000$$

これらは人口がどのように増減しているのかを表す指標となっています．2005（平成17）年に戦後はじめてマイナスに転じてから，年々減少し続けています．

▶乳児・新生児死亡率

乳児死亡とは**生後1年未満の死亡**のことで，**乳児死亡率**は出生1000人あたり（出生千対）の1年間の乳児の死亡数を示します．2020（令和2）年の乳児死亡率は出生千対 1.8 です[21].

新生児死亡とは**生後4週未満の死亡**，**早期新生児死亡**は**生後1週（7日）未満の死亡**のことで，同様に**新生児死亡率**，**早期新生児死亡率**が計算されます．

$$乳児死亡率 = \frac{年間乳児死亡数}{年間出生数} \times 1000$$
乳児死亡＝生後1年未満の死亡

$$新生児死亡率 = \frac{年間新生児死亡数}{年間出生数} \times 1000$$
新生児死亡＝生後4週未満の死亡

$$早期新生児死亡率 = \frac{年間早期新生児死亡数}{年間出生数} \times 1000$$
早期新生児死亡＝生後1週（7日）未満の死亡

乳児・新生児の死因として，**先天奇形，変形および染色体の異常**が最も多くなっています．

最近の乳児死亡率の改善は，早期新生児死亡の減少の寄与が大きいと考えられています．これらの指標は，母子保健のみならず，医療や衛生環境，経済，教育などの社会環境を反映する指標とされています．

4. 死産〜人口動態統計③

▶死産率

死産は，**妊娠満12週**以後の死児の出産のことを指します．**死産率**は，1年間の出産数（出生数＋死産数）1000に対する死産の数の割合です．

[21] つまり，1000人の赤ちゃんのうち1.8人が死亡したということです．乳児死亡率（出生千対）は，1939（昭和14）年までは100以上で，生まれた子どもの10人に1人が1年以内に死亡していました．その後は年々減少し，1976（昭和51）年には10以下となり，現在は1.8となっています．この減少には，生活環境・衛生環境や食生活・栄養状態の改善，医療技術（特に新生児医療）の進歩・普及などが関係していると考えられています．

$$死産率 = \frac{年間死産数}{年間出産数(出生数+死産数)} \times 1000$$
$$死産 = 妊娠満12週以後の死児の出産$$

2020（令和2）年の死産率（出産千対）は20.1で年々減少傾向です．

死産は，**自然死産**と**人工死産**に分けられます．人工死産とは，母体内での胎児の生存が確実な場合に人工的な処置（人工妊娠中絶や母体の生命救助のための緊急処置など）によって死産となることをいいます．それ以外の死産を自然死産といいます．

advance

人工妊娠中絶

胎児がまだ母体の外では生命が維持できない時期（妊娠満22週未満）に，胎児とその付属物（胎盤など）を人工的に母体外に除去して妊娠を中断させることをいいます．母体保護法により，実施は妊娠満22週未満のみと規定されています．妊娠満12週以降〜満22週未満の人工妊娠中絶は死産（人工死産）となり，死産届が必要です．妊娠初期の人工妊娠中絶（妊娠満11週まで）は死産には含まれません．

2020（令和2）年は自然死産率9.5，人工死産率10.6と，人工死産のほうが高い状況です．これは1985（昭和60）年に人工死産率が自然死産率を上回ってから続いています．

▶周産期死亡率

周産期死亡とは，妊娠満22週以後の死産と生後1週未満の早期新生児死亡を加えたもので，**周産期死亡率**は，出産数（出生数+妊娠22週以降の死産数）1000に対する1年間の周産期死亡数の割合です[22]．

※22　出生後すぐに死亡した場合，死産とする場合と出生後の死亡とする場合があり，世界によってもその基準がさまざまであるため，周産期死亡という概念が生まれました．

$$周産期死亡率 = \frac{年間周産期死亡数}{年間出生数+年間の妊娠満22週以後の死産数} \times 1000$$
$$周産期死亡 = 妊娠満22週以後の死産+早期新生児死亡$$

5. 婚姻と離婚〜人口動態統計④

1年間に結婚した夫婦の数の割合（人口1000人あたり）を**婚姻率**，離婚した夫婦の数の割合を**離婚率**といいます．

$$婚姻率 = \frac{年間婚姻届出件数}{10月1日現在日本人人口} \times 1000$$

$$離婚率 = \frac{年間離婚届出件数}{10月1日現在日本人人口} \times 1000$$

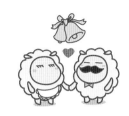

結婚相手のことを配偶者とよびます．2020（令和2）年の婚姻率は人口千対4.3で前年（4.8）より減少しており，近年**横ばい**から**やや減少傾向**で推移しています．平均初婚年齢は**男性31.0歳，女性29.4歳**で，**晩婚化**が進んでいます（表5-5）.

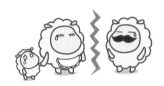

表5-5　夫妻の平均初婚年齢の年次推移

	夫（歳）	妻（歳）
平成 7（1995）年	28.5	26.3
17（2005）	29.8	28.0
27（2015）	31.1	29.4
29（2017）	31.1	29.4
30（2018）	31.1	29.4
令和元（2019）年	31.2	29.6
2（2020）	31.0	29.4

[「令和2年人口動態統計月報年計（概数）の概況」（厚生労働省）(https://www.mhlw.go.jp/toukei/saikin/hw/jinkou/geppo/nengai20/dl/kekka.pdf) より引用．西暦を併記]

離婚率は人口千対1.57で前年（1.69）より減少しており，2002（平成14）年をピークに減少傾向です[23].

※23　離婚の約9割（88.3％）は調停や裁判などを行わず，夫婦の協議によって届け出られる**協議離婚**です．子どものいる夫婦の離婚が**約6割**（57.6％）を占めており，親権の約8割（84.7％）は母親となっています．

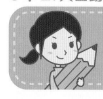

練習問題

ⓐ 出生と人口再生産

日本の令和2年（2020年）における合計特殊出生率に最も近いのはどれか.

①0.9

②1.0

③1.3

④2.1

［第98回（2009年）看護師国家試験問題（午前）1を参考に作成］

ⓑ 出生と人口再生産

日本の令和2年（2020年）における母の年齢階級別出生率が最も高いのはどれか.

①20〜24歳

②25〜29歳

③30〜34歳

④35〜39歳

⑤40〜44歳

［第102回（2013年）看護師国家試験問題（午前）21を参考に作成］

ⓒ 出生と人口再生産

15歳から49歳までの女性の年齢別出生率の総和はどれか.

①総再生産率

②純再生産率

③粗出生率

④合計特殊出生率

［第96回（2007年）看護師国家試験問題（午前）36より引用］

ⓓ 死亡

日本の令和2年（2020年）の死亡数に最も近いのはどれか.

①約40万人

②約80万人

③約140万人

④約160万人

［第106回（2017年）看護師国家試験問題（午後）1を参考に作成］

ⓔ 死亡

死因を調査するのはどれか.

①国勢調査

②人口動態調査

③医療施設調査

④国民生活基礎調査

［第93回（2007年）保健師国家試験問題（午前）74より引用］

ⓕ 死亡

基準集団とA市との年齢階級別人口と死亡数とを表に示す.

（人）

年齢階級	基準集団		A市	
	年齢階級別人口	死亡数	年齢階級別人口	死亡数
40歳未満	80 000	80	3 000	6
40〜64歳	80 000	160	6 000	6
65歳以上	40 000	160	9 000	18
合計	200 000	400	18 000	30

直接法によるA市の人口10万人あたりの年齢調整死亡率はどれか.

①160

②200

③320

④370

［第98回（2012年）保健師国家試験問題（午前）24より引用］

ⓖ 死亡

A市と基準集団である県全体の50歳以上の男性の大腸癌死亡者数と年齢階級別人口を表に示す.

	A市		県全体（基準集団）	
	大腸癌死亡者数	年齢階級別人口	大腸癌死亡者数	年齢階級別人口
50歳～59歳	13	32 000	100	400 000
60歳～69歳	16	20 000	180	300 000
70歳以上	31	14 000	500	250 000

A市のこの年齢層における標準化死亡比（SMR）を求めよ.

ただし，基準を1とし，小数点以下第3位を四捨五入すること.

［第100回（2014年）保健師国家試験問題（午後）51より引用］

練習問題の 解答

ⓐ 正解：③

人口動態統計より，2020（令和2）年の合計特殊出生率は1.33です.

ⓑ 正解：③

30〜34歳の出生率が最も高い状況です.

ⓒ 正解：④

15〜49歳の女性の年齢別出生率の合計値を合計特殊出生率といい，一人の女性の平均出生児数の予測（男児，女児両方）です．総再生産率は女児のみの平均出生児数，純再生産率は総再生産率から死亡率を考慮して計算したもの，粗出生率（出生率）は人口1000人あたりの1年間の出生数です.

ⓓ 正解：③

2020（令和2）年の死亡数は約137万人，死亡率は人口千対11.1で増加の傾向にあります.

ⓔ 正解：②

人口動態調査では，死亡（死因）についての調査を行います.

ⓕ 正解：①

年齢調整死亡率（直接法）

$$=\frac{\left(\begin{array}{c}\text{観察集団の各年齢階級の死亡率}\\ \times\\ \text{基準集団のその年齢階級の人口}\end{array}\right)\text{の各年齢階級の合計}}{\text{基準集団の総数}}\times 100\,000$$

の式にあてはめて計算していきます.

①まず観察集団（A市）の各年齢階級の死亡率を計算します.

$$40\text{歳未満の死亡率}=\frac{6\,（死亡数）}{3000\,（年齢階級別人口）}=0.002$$

$$40\text{〜}64\text{歳の死亡率}=\frac{6}{6000}=0.001$$

$$65\text{歳以上の死亡率}=\frac{18}{9000}=0.002$$

②観察集団（A市）の各年齢階級の死亡率と基準集団のその年齢階級の人口を掛け算して，そのすべてを足します（合計）.

$0.002\times 80\,000+0.001\times 80\,000+0.002\times 40\,000$

$=0.002\times 80\,000+0.001\times 80\,000+0.002\times 40\,000$

$=2\times 80+1\times 80+2\times 40=160+80+80=320$

③人口10万人あたりに直します.

    $320 \times 100\,000 = 32\,000\,000$

④基準集団の総数（総人口）で割ります.

    $32\,000\,000 \div 200\,000 = 160$（年齢調整死亡率）

g **正解：1.25**

  標準化死亡比 $= \dfrac{観察集団の実際の総死亡数}{観察集団の期待死亡数} \times 100$

  観察集団の期待死亡数 $=$（観察集団の各年齢階級の人口 $\times$ 基準集団のその年齢階級の死亡率）

の各年齢階級の合計

の式にあてはめて計算していきます.

①観察集団（A市）の実際の総死亡数を求めます.

  13人(50～59歳)＋16人(60～69歳)＋31人(70歳以上)＝60人

②観察集団の期待死亡数 $=$（観察集団の各年齢階級の人口 $\times$ 基準集団のその年齢階級の死亡率）

の各年齢階級の合計を求めます.

②-1 基準集団（県全体）の各年齢階級の死亡率を求めます.

  50～59歳：$\dfrac{100}{400\,000} = 0.00025$

  60～69歳：$\dfrac{180}{300\,000} = 0.0006$

  70歳以上：$\dfrac{500}{250\,000} = 0.002$

②-2 観察集団（A市）の各年齢階級の人口 $\times$ 基準集団のその年齢階級の死亡率を求めます.

  50～59歳：$32\,000 \times 0.00025 = 32 \times 0.25 = 8$

  60～69歳：$20\,000 \times 0.0006 = 2 \times 6 = 12$

  70歳以上：$14\,000 \times 0.002 = 14 \times 2 = 28$

②-3 各年齢階級の結果をすべて合計して観察集団（A市）の期待死亡数を求めます.

  8人(50～59歳)＋12人(60～69歳)＋28人(70歳以上)＝48人

③標準化死亡比 $= \dfrac{観察集団の実際の総死亡数}{観察集団の期待死亡数} \times 100$ を計算します.

  $\dfrac{60}{48} \times 100 = 125$

ただし，基準を1とするので，1.25となります．通常は基準を100とすることが多いですが，

基準を1とする場合もあります.

3. 生命表

平均寿命・平均余命ってどうやって計算するのだろう？

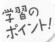
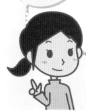

学習の
ポイント!

- 生命表について理解しよう

- 平均寿命と健康寿命について理解しよう

重要な公式

● 定常人口総数

x歳以上の定常人口総数(T_x)

$=l_x+l_{x+1}+l_{x+2}+\cdots+l_{(最大の年齢)}$

$=[x]$歳の生存数$+[x+1]$歳の生存数$+[x+2]$歳の生存数$+\cdots$

　$+$最大の年齢の生存数

● 平均余命

x歳における平均余命$(e_x)=\dfrac{x歳以上の定常人口総数(T_x)}{x歳における生存数(l_x)}$

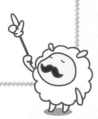

重要な統計用語

生命表

生存数，死亡数，生存率，死亡率，平均余命などの指標を表した表のこと．

平均余命

年齢別の死亡率が今のまま変わらないと仮定した場合に，各年齢の人が平均してあと何年生きられるかの期待年数のこと．

平均寿命

0歳の平均余命のこと．

健康余命

各年齢の人が平均してあと何年自立して健康に生きられるかの期待年数のこと．

健康寿命

0歳の健康余命のこと．

各年齢の人が平均してあと何年生きられるか，あと何年健康に生きられるか——看護・保健の分野では，介護を必要とせずに健康で生きていられる期間をいかに伸ばすかが重要になってきます．このため，国や地域の人々の健康の指標としてよく使われるのが，これからお話しする生命表です．

1. 生命表〜平均余命も載っている！

自分があと何年生きられるかを知ることはできません．しかし集団についてみれば，ある年齢では1年間にどのくらいの人が死亡しているかという年齢別死亡率が毎年計算されているので，現在の死亡率が今後もずっと続くと仮定すれば，1年後，2年後，3年後に各年齢で生き残っている人数の期待値を計算することができます．そうすると，いま生きている人が平均してあと何年生きられるかを推定することも可能となります．

生命表は，現在の死亡状況（年齢別死亡率）が将来も変わらないと仮定して，年齢別に1年以内の死亡数，死亡率，生存数，生存率，平均してあと何年生きられるかという期待値（**平均余命**）などの指標（**生命関数**）を表したものです（表5-6）[1]．生命表は，人口静態統計（国勢調査や人口推計）と人口動態統計の値を用いて計算されています．

厚生労働省によって，国勢調査による日本人人口を用いた**完全生命表**が5年ごとに，人口推計（10月1日現在）による日本人人口を用いた**簡易生命表**が毎年作成されています[2]．他にも，**都道府県別生命表**や，**市区町村別生命表**が5年ごとに作成されています．

2. 生命関数〜生命表の作成に使います

生命表の作成に用いられる**生命関数**[3]として，**生存数**，**死亡数**，**生存率**，**死亡率**，**定常人口**，**平均余命**があります．

- x歳における**生存数**（l_x）：毎年10万人が生まれるとした場合に，x歳に達するまで生存すると期待される者の数．
- x歳における**死亡数**（d_x）：x歳の生存者数（l_x）のうち$x+1$歳に達しないで（1年以内に）死亡すると予測される者の数．

※1　第1回目の生命表は1891〜1898（明治24〜31）年の8年間のデータに基づいて内閣統計局により作成されました．

完全生命表
・5年ごと
・国勢調査の人口を使う

簡易生命表
・毎年
・人口推計の人口を使う

※2　2020（令和2）年の第23回完全生命表では，65歳まで生存する者の割合は，男性89.7％，女性94.6％，75歳まで生存する者の割合は，男性76.0％，女性88.4％となっています．

●生命関数＝生命表関数，生命表諸関数
※3　一定期間における，ある集団の死亡状況を年齢の関数として表したもの〔生命表（表5-6）の1行目に載っている関数〕を生命関数といいます．

表5-6 生命表

第23回 生命表(男)

年齢 x	生存数 l_x	死亡数 $_nd_x$	生存率 $_np_x$	死亡率 $_nq_x$	死力 μ_x	定常人口 $_nL_x$	定常人口 T_x	平均余命 e_x
0 週	100 000	67	0.99933	0.00067	0.07181	1 917	8 156 116	81.56
1	99 933	5	0.99995	0.00005	0.00991	1 916	8 154 199	81.60
2	99 928	8	0.99992	0.00008	0.00085	1 916	8 152 283	81.58
3	99 920	4	0.99996	0.00004	0.00367	1 916	8 150 367	81.57
4	99 916	20	0.99980	0.00020	0.00174	8 987	8 148 450	81.55
2 月	99 896	13	0.99987	0.00013	0.00197	8 324	8 139 463	81.48
3	99 883	30	0.99970	0.00030	0.00137	24 967	8 131 139	81.41
6	99 852	36	0.99964	0.00036	0.00100	49 916	8 106 172	81.18
0 年	100 000	184	0.99816	0.00184	0.07181	99 860	8 156 116	81.56
1	99 816	24	0.99976	0.00024	0.00048	99 801	8 056 256	80.71
2	99 792	17	0.99983	0.00017	0.00014	99 784	7 956 455	79.73
3	99 775	11	0.99989	0.00011	0.00014	99 769	7 856 671	78.74
4	99 764	8	0.99992	0.00008	0.00009	99 760	7 756 902	77.75
5	99 756	6	0.99994	0.00006	0.00007	99 753	7 657 142	76.76
6	99 750	6	0.99994	0.00006	0.00006	99 747	7 557 389	75.76
7	99 744	5	0.99995	0.00005	0.00006	99 741	7 457 642	74.77
8	99 739	5	0.99995	0.00005	0.00005	99 736	7 357 901	73.77
9	99 733	5	0.99995	0.00005	0.00005	99 731	7 258 165	72.78
10	99 728	6	0.99994	0.00006	0.00006	99 725	7 158 434	71.78
11	99 722	7	0.99993	0.00007	0.00006	99 719	7 058 709	70.79
12	99 715	9	0.99991	0.00009	0.00008	99 711	6 958 990	69.79
13	99 706	11	0.99989	0.00011	0.00009	99 701	6 859 280	68.79
14	99 696	14	0.99986	0.00014	0.00012	99 689	6 759 579	67.80
15	99 682	17	0.99982	0.00018	0.00015	99 674	6 659 889	66.81
16	99 664	22	0.99978	0.00022	0.00020	99 654	6 560 216	65.82
17	99 642	28	0.99972	0.00028	0.00025	99 629	6 460 562	64.84
18	99 615	32	0.99967	0.00033	0.00030	99 599	6 360 933	63.86
19	99 582	38	0.99962	0.00038	0.00035	99 564	6 261 335	62.88
20	99 544	44	0.99956	0.00044	0.00041	99 523	6 161 771	61.90
21	99 501	49	0.99951	0.00049	0.00047	99 477	6 062 248	60.93
22	99 452	52	0.99948	0.00052	0.00051	99 426	5 962 771	59.96
23	99 400	52	0.99948	0.00052	0.00053	99 374	5 863 346	58.99
24	99 348	50	0.99949	0.00051	0.00052	99 322	5 763 972	58.02
25	99 297	49	0.99951	0.00049	0.00050	99 273	5 664 649	57.05
26	99 248	48	0.99951	0.00049	0.00049	99 224	5 565 377	56.08
27	99 200	48	0.99951	0.00049	0.00049	99 176	5 466 152	55.10
28	99 152	49	0.99951	0.00049	0.00049	99 128	5 366 976	54.13
29	99 103	49	0.99950	0.00050	0.00049	99 079	5 267 849	53.16
30	99 054	51	0.99948	0.00052	0.00050	99 028	5 168 770	52.18
31	99 003	55	0.99945	0.00055	0.00053	98 976	5 069 742	51.21
32	98 948	59	0.99940	0.00060	0.00057	98 919	4 970 766	50.24
33	98 889	63	0.99936	0.00064	0.00062	98 857	4 871 847	49.27
34	98 826	67	0.99932	0.00068	0.00066	98 792	4 772 990	48.30
35	98 759	69	0.99930	0.00070	0.00069	98 724	4 674 198	47.33
36	98 690	70	0.99929	0.00071	0.00071	98 654	4 575 473	46.36
37	98 619	72	0.99927	0.00073	0.00072	98 583	4 476 819	45.40
38	98 547	76	0.99923	0.00077	0.00075	98 509	4 378 236	44.43
39	98 471	83	0.99916	0.00084	0.00080	98 430	4 279 727	43.46
40	98 388	91	0.99907	0.00093	0.00088	98 343	4 181 297	42.50
41	98 297	100	0.99898	0.00102	0.00097	98 248	4 082 953	41.54
42	98 196	110	0.99888	0.00112	0.00107	98 142	3 984 706	40.58
43	98 086	121	0.99877	0.00123	0.00118	98 026	3 886 564	39.62
44	97 965	132	0.99865	0.00135	0.00129	97 900	3 788 537	38.67
45	97 833	146	0.99851	0.00149	0.00142	97 761	3 690 637	37.72
46	97 687	160	0.99836	0.00164	0.00156	97 608	3 592 875	36.78
47	97 528	175	0.99821	0.00179	0.00171	97 442	3 495 267	35.84
48	97 353	192	0.99802	0.00198	0.00188	97 258	3 397 825	34.90
49	97 161	213	0.99781	0.00219	0.00208	97 056	3 300 566	33.97
50	96 948	236	0.99757	0.00243	0.00231	96 832	3 203 510	33.04
51	96 712	260	0.99731	0.00269	0.00256	96 584	3 106 679	32.12
52	96 452	285	0.99705	0.00295	0.00282	96 311	3 010 095	31.21
53	96 167	311	0.99676	0.00324	0.00309	96 014	2 913 784	30.30
54	95 856	341	0.99644	0.00356	0.00340	95 688	2 817 770	29.40
55	95 515	375	0.99608	0.00392	0.00374	95 330	2 722 082	28.50
56	95 140	411	0.99568	0.00432	0.00413	94 937	2 626 752	27.61
57	94 729	448	0.99527	0.00473	0.00453	94 508	2 531 814	26.73
58	94 280	487	0.99483	0.00517	0.00495	94 040	2 437 307	25.85
59	93 793	530	0.99434	0.00566	0.00541	93 532	2 343 266	24.98
60	93 263	582	0.99376	0.00624	0.00595	92 977	2 249 734	24.12
61	92 681	640	0.99309	0.00691	0.00658	92 366	2 156 758	23.27
62	92 041	704	0.99235	0.00765	0.00730	91 694	2 064 391	22.43
63	91 337	768	0.99159	0.00841	0.00805	90 959	1 972 697	21.60
64	90 569	835	0.99078	0.00922	0.00884	90 157	1 881 738	20.78
65	89 734	906	0.98990	0.01010	0.00968	89 288	1 791 581	19.97
66	88 829	991	0.98885	0.01115	0.01065	88 341	1 702 293	19.16
67	87 838	1 090	0.98759	0.01241	0.01182	87 302	1 613 952	18.37
68	86 748	1 195	0.98622	0.01378	0.01317	86 159	1 526 650	17.60
69	85 553	1 299	0.98482	0.01518	0.01457	84 912	1 440 491	16.84
70	84 254	1 414	0.98322	0.01678	0.01609	83 557	1 355 579	16.09
71	82 840	1 526	0.98157	0.01843	0.01775	82 086	1 272 023	15.36
72	81 314	1 636	0.97988	0.02012	0.01944	80 505	1 189 936	14.63
73	79 678	1 757	0.97795	0.02205	0.02126	78 810	1 109 431	13.92
74	77 921	1 888	0.97577	0.02423	0.02337	76 989	1 030 621	13.23
75	76 033	2 031	0.97328	0.02672	0.02576	75 030	953 632	12.54
76	74 002	2 180	0.97054	0.02946	0.02844	72 924	878 603	11.87
77	71 822	2 335	0.96749	0.03251	0.03143	70 667	805 678	11.22
78	69 487	2 482	0.96428	0.03572	0.03466	68 258	735 011	10.58
79	67 005	2 639	0.96061	0.03939	0.03818	65 699	666 753	9.95
80	64 365	2 822	0.95616	0.04384	0.04237	62 970	601 054	9.34
81	61 544	3 021	0.95092	0.04908	0.04743	60 050	538 084	8.74
82	58 523	3 230	0.94480	0.05520	0.05339	56 925	478 033	8.17
83	55 293	3 442	0.93774	0.06226	0.06035	53 589	421 108	7.62
84	51 850	3 646	0.92968	0.07032	0.06841	50 043	367 519	7.09
85	48 204	3 826	0.92063	0.07937	0.07760	46 305	317 476	6.59
86	44 378	3 979	0.91035	0.08965	0.08807	42 400	271 171	6.11
87	40 399	4 087	0.89882	0.10118	0.10005	38 362	228 771	5.66
88	36 312	4 133	0.88619	0.11381	0.11352	34 246	190 409	5.24
89	32 179	4 098	0.87266	0.12734	0.12829	30 124	156 162	4.85
90	28 082	3 985	0.85808	0.14192	0.14434	26 077	126 038	4.49
91	24 096	3 807	0.84201	0.15799	0.16213	22 175	99 961	4.15
92	20 289	3 568	0.82414	0.17586	0.18223	18 483	77 786	3.83
93	16 721	3 272	0.80434	0.19566	0.20514	15 058	59 303	3.55
94	13 450	2 909	0.78374	0.21626	0.23049	11 963	44 245	3.29
95	10 541	2 494	0.76339	0.23661	0.25797	9 258	32 283	3.06
96	8 047	2 054	0.74472	0.25528	0.28219	6 983	23 025	2.86
97	5 993	1 644	0.72571	0.27429	0.30749	5 138	16 041	2.68
98	4 349	1 277	0.70637	0.29363	0.33391	3 682	10 903	2.51
99	3 072	962	0.68671	0.31329	0.36152	2 567	7 221	2.35
100	2 110	703	0.66676	0.33324	0.39037	1 739	4 654	2.21
101	1 407	497	0.64654	0.35346	0.42050	1 143	2 916	2.07
102	909	340	0.62606	0.37394	0.45198	728	1 773	1.95
103	569	225	0.60537	0.39463	0.48487	449	1 045	1.83
104	345	143	0.58448	0.41552	0.51922	267	596	1.73
105	201	88	0.56342	0.43658	0.55512	154	328	1.63
106	113	52	0.54223	0.45777	0.59261	85	175	1.54
107	62	29	0.52095	0.47905	0.63179	45	89	1.45
108	32	16	0.49961	0.50039	0.67271	23	44	1.37
109	16	8	0.47824	0.52176	0.71547	11	21	1.30
110	8	4	0.45690	0.54310	0.76013	5	9	1.23
111	4	2	0.43562	0.56438	0.80680	2	4	1.16
112	2	1	0.41444	0.58556	0.85554	1	2	1.10
113	1	0	0.39342	0.60658	0.90647	1	1	1.05

ここに示した男性版のほか，女性版も同時に公開されます.
〔第23回生命表（男）：「第23回生命表（完全生命表）」（厚生労働省）（https://www.mhlw.go.jp/toukei/saikin/hw/life/23th/dl/23th-03.pdf）より引用〕

- x歳での**生存率**（p_x）：ちょうどx歳に達した者が$x+1$歳に達するまで（1年後まで）生存する確率.
- x歳での**死亡率**（q_x）：ちょうどx歳に達した者が$x+1$歳に達しないで（1年以内に）死亡する確率.

生命表では毎年10万人生まれ，年齢階級別死亡率は常に一定として考えているので，一定期間後には，生命表の人口の年齢構成は一定になります．このときのx歳の生存数をx歳の**定常人口**といいます．x歳以上の**定常人口総数**（T_x）は，x歳以上の年齢別の生存数（定常人口）をすべて合計したものです．これはx歳の生存者たちがその後全員死亡するまでに生きた年数の合計とも考えられます．

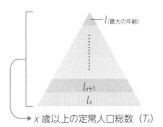

$$x\text{歳以上の定常人口総数}(T_x)$$
$$=l_x+l_{x+1}+l_{x+2}+\cdots+l_{(\text{最大の年齢})}$$
$$=[x]\text{歳の生存数}+[x+1]\text{歳の生存数}+[x+2]\text{歳の生存数}$$
$$+\cdots+\text{最大の年齢の生存数}$$

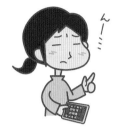

x歳における**平均余命**（e_x）は，x歳における生存数l_xについて，これらの者がx歳以降に生存する年数の平均をいいます．したがって，x歳の平均余命は，x歳以上の定常人口総数（T_x）をx歳における生存数（l_x）で割ること（x歳ちょうどの人のその後の生存年数の期待値）により求められます．計算のしかたを図5-11に示しました．

$$x\text{歳における平均余命}(e_x)=\frac{x\text{歳以上の定常人口総数}(T_x)}{x\text{歳における生存数}(l_x)}$$

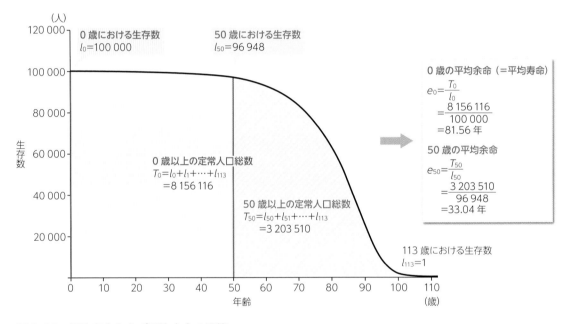

図5-11　平均寿命および平均余命の計算
例として**0歳の平均余命**（＝平均寿命）と**50歳の平均余命**を計算しています．
[「第23回生命表（男）」（厚生労働省）（https://www.mhlw.go.jp/toukei/saikin/hw/life/23th/dl/23th-03.pdf）をもとに作成]

3. 平均寿命

生まれたばかりの赤ちゃんが平均してあと何年生きられるのか，つまり**0歳の平均余命**を**平均寿命**といいます．保健福祉水準の指標として広く活用され，国際的にもよく使われています[4]．

2020（令和2）年の第23回生命表（完全生命表）における0歳の

※4　平均寿命は看護師・保健師国家試験でよく問われるので，受験の3年前のデータをしっかり確認しておきましょう．

平均余命（平均寿命）は，**男性81.56年**，**女性87.71年**で，前回の2015（平成27）年の第22回完全生命表（男性80.75年，女性86.99年）よりも上昇しています．男女差は6.15年となっており，男性は2013（平成25）年にはじめて80歳を超えました．女性は長寿世界一です．

　平均寿命は，戦前は50年を下回っており，第1回生命表では男性42.8年，女性44.3年でした．その後，1947（昭和22）年の第8回生命表では男性50.06年，女性53.96年と50年を上回り，その後も徐々に上昇して現在に至っています．近年の平均寿命の伸びは，60歳以上の死亡率が改善したためと考えられています．

　特定の疾病による死亡が完全になくなった場合（特定の死因を除去した場合）は，悪性新生物[*]で男性3.57年，女性2.87年，心疾患で男性1.45年，女性1.26年，それぞれ寿命が伸びることになります．

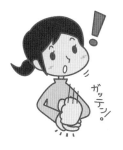

●悪性新生物＝がん，悪性腫瘍

4. 健康寿命

　生まれたばかりの赤ちゃんが平均してあと何年介護を必要とせずに自立して健康に生きられるのか，つまり**0歳の健康余命**を**健康寿命**といいます．健康余命は，健康を保ったまま生存できる期待平均年数を生命表と同様の方法で求めるもので，集団全体の健康状態を示すものです．

　健康余命にはさまざまな定義が存在しており，介護の必要のない自立平均余命のほか，疾病のない平均余命，機能障害のない平均余命，社会的不利のない平均余命などがあります．

　日本の2019（令和元）年の健康寿命を調べた結果によると，**男性72.68年**，**女性75.38年**でした．しかし，2019（令和元）年の日本の平均寿命は男性81.41年，女性87.45年なので，約9～12年も健康的ではない期間があるということになります．したがって，健康寿命をさらに伸ばすことが必要です．そうすれば個人のQOL（quality of life：生活の質）を長く保つことができ，医療費や介護費用なども抑えることができます．

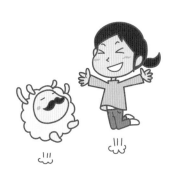

練 習 問 題

ⓐ 平均寿命

日本の令和2年（2020年）における男性の平均寿命はどれか.

① 71.56

② 76.56

③ 81.56

④ 86.56

[第105回（2016年）看護師国家試験問題（午後）1を参考に作成]

ⓑ 生命表

生命表で正しいのはどれか.

① 0歳の平均余命が平均寿命である.

② わが国の65歳の平均余命は平成10年以降伸びていない.

③ 平均寿命は市町村別に算出できない.

④ がんで死亡する人がなくなると平均寿命は10歳以上伸びる.

[第92回（2006年）保健師国家試験問題（午前）74より引用]

ⓒ 健康寿命

日本の令和元年（2019年）の健康寿命について正しいのはどれか. 2つ選べ.

① 女性より男性のほうが長い.

② 男女ともに70歳を超える.

③ 都道府県間の差は5年を超える.

④ 平均寿命との差は5年未満である.

⑤ 平均寿命との差は男性より女性のほうが長い.

[第100回（2014年）保健師国家試験問題（午後）27を参考に作成]

練習問題 の 解 答

a 正解：③

2020（令和2）年における平均寿命は，男性81.56年，女性87.71年です．だいたいの平均寿命として，男性82歳，女性88歳と覚えておきましょう．

b 正解：①

①○ 0歳の平均余命が平均寿命です．

②× 65歳の平均余命は平成10（1998）年以降も伸びています．

③× 平均寿命は市町村別にも算出可能です．

④× がん（悪性新生物）で死亡する人がなくなると，平均寿命は男性で3.57年，女性で2.87年伸びます．

c 正解：②，⑤

2019（令和元）年の健康寿命は男性で72.68年，女性で75.38年と，男女とも70歳を超えており，平均寿命と同様に女性のほうが男性よりも長くなっています．2019（令和元）年の平均寿命は男性81.41，女性87.45年で，平均寿命と健康寿命との差は男性で8.73年，女性で12.07年と，いずれも8年以上あり，女性のほうが男性よりもその差は大きくなっています．各都道府県の健康寿命は男性で71.39～73.72年，女性で73.68～77.58年と，いずれも都道府県間の差は4年未満です．

149

1. 基幹統計

保健にかかわる統計の中心メンバーを知ろう！

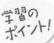

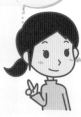

学習の ポイント！

- 代表的な基幹統計調査の方法と内容を理解しよう

- 調査データの傾向を把握しよう

重要な公式

- 有訴者率

$$有訴者率 = \frac{有訴者数}{世帯人員数} \times 1000$$

- 通院者率

$$通院者率 = \frac{通院者数}{世帯人員数} \times 1000$$

- 受療率

$$受療率 = \frac{1日の全国推計患者数}{10月1日現在総人口} \times 10万$$

- 入院受療率

$$入院受療率 = \frac{1日の全国推計入院患者数}{10月1日現在総人口} \times 10万$$

- 外来受療率

$$外来受療率 = \frac{1日の全国推計通院患者数}{10月1日現在総人口} \times 10万$$

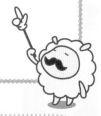

重要な統計用語

基幹統計

行政機関が作成する公的統計のうち，総務大臣が特に重要であると指定した統計のこと．

国民生活基礎調査

保健，医療，福祉，年金，所得といった生活の基本的な内容についての調査．

患者調査

医療施設を利用した患者について，傷病の状況などを明らかにするための調査．

医療施設調査

医療施設がどこに分布しているのか，整備や診療機能はどうかを明らかにする調査．

学校保健統計調査

学校における幼児，児童，生徒の発育と健康の状態についての調査．

社会生活基本調査

睡眠時間・仕事時間といった生活時間の配分や余暇時間の過ごし方などを調べ，社会生活の実態を明らかにするための調査．

　6章では，看護・保健活動の実践に欠かせない統計調査（保健統計調査）について説明していきます．保健統計調査は，生活や健康の状態，医療や保健事業の実態などについての調査で，人々の健康維持・増進に役立てられます．看護・保健の分野では，まず現状や問題点を調査によって明確にすることが必要です．看護師・保健師にとって重要な統計であり，国家試験にもよく出題されていますのでしっかり理解しておきましょう．

1. 基幹統計〜国が特に重要と認めた統計たち

　厚生労働省などの国の行政機関が作成する統計を**公的統計**といいます．公的統計には**調査統計**●，**業務統計**，**加工統計**などがあります（表6-1）.

● 調査統計＝第一義統計

表6-1　公的統計の種類

作成方法	公的統計名
統計調査により直接作成	調査統計
業務データ[※1]を集計して作成	業務統計[※2]
他の統計を加工して作成	加工統計[※3]

　統計法〔1947（昭和22）年制定〕によって公的統計の作成や提供に関する基本事項が定められており，その目的は「国民経済の健全な発展及び国民生活の向上に寄与すること」となっています．

　行政機関が作成する公的統計のうち，総務大臣が特に重要であると指定したものを**基幹統計**[※4]といいます（表6-2）.国の基本政策を決定する際に必要不可欠な，重要な統計です．

※1　業務データ：もともとは統計の作成が目的ではない行政記録や業務記録など．
※2　業務統計：別名 第二義統計，副産物統計．出生・死亡・死産・婚姻・離婚の届け出に基づいてつくられる人口動態統計（→5章2-1）は業務統計です．
※3　加工統計：別名 二次統計．生命表（→5章3），人口推計（→5章1-2）は，他の統計を加工することによって作成される加工統計です．

※4　2019（令和元）年5月の時点で基幹統計は53統計あります．

表6-2　主な基幹統計

基幹統計名	もとになる調査	実施者	実施頻度
国勢統計	国勢調査	総務省統計局	5年ごと
人口動態統計	人口動態調査	厚生労働省	毎年
国民生活基礎統計	国民生活基礎調査	厚生労働省	毎年
患者統計	患者調査	厚生労働省	3年ごと
医療施設統計	医療施設調査	厚生労働省	3年ごと
学校保健統計	学校保健統計調査	文部科学省	毎年
社会生活基本統計	社会生活基本調査	総務省統計局	5年ごと

　基幹統計を作成するために行われる調査を**基幹統計調査**[※5]，それ以外の調査は**一般統計調査**とよばれます．

※5　基幹統計調査では，対象者は必ず回答しなければならないという報告義務（→5章1-2）があり，報告を拒んだり，虚偽の報告をしたりすることは禁止されています．

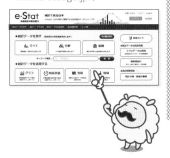

● e-Stat：政府統計の総合窓口（https://
www.e-stat.go.jp/）

※6　1986（昭和61）年に開始.

※7　2020（令和2）年調査は，新型コロ
ナウイルス感染症への対応等の観点から中
止されました.

※8　標本調査：一定の基準で選択・抽出
した標本（→3章1-1※2）のみを対象と
する調査.

※9　国民生活基礎調査では，前述した層
化無作為抽出でランダムに選んでいるので
すね.

※10　世帯構造（→5章1-6※20），医
療保険の加入状況，年金の受給状況，就業
状況など.

advance

最新の統計データをチェックしよう

日本の公的統計のデータはe-Stat というポータルサイトから利用することが
できます．また，各省庁のホームページからも，各統計調査の結果を閲覧・利
用することができます．

　厚生労働統計協会から毎年発刊されている「国民衛生の動向」では，日本の
最新の衛生状況や保健医療行政の動向について統計データなどを使ってわかり
やすく把握することができ，看護師・保健師をめざす学生の教材・参考書とし
てよく使われています．本書とあわせて活用するとよいでしょう．

2. 国民生活基礎調査～基幹統計の調査①

　国民生活基礎調査[6] は，**保健，医療，福祉，年金，所得**といった生
活の基本的な内容を世帯ごとに調べ，総合的に把握する調査です．厚
生労働省によって**毎年**実施されます[7].

　層化無作為抽出によりランダムに抽出された地区の世帯・世帯員す
べてを対象に行われる**標本調査**[8] です（集落抽出法）.

advance

層化無作為抽出

別名 層化抽出法．母集団をいくつかの集団（部分母集団，サブグループ）に分
割（層化）して，分けたそれぞれの集団から標本を無作為（ランダム）に抽出
（単純無作為抽出）する方法を層化無作為抽出といいます．母集団が別々の特
徴をもつ複数のグループから構成されているときに用います．

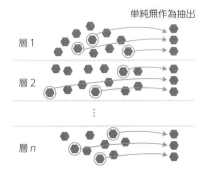

集落抽出法

別名 クラスター抽出法．集落抽出法は，調査を行う地域を無作為（ランダム）
に選び[9]，その地域のなかに含まれる調査対象をすべて調べる方法です．

　3年ごとに**大規模調査**が行われ，世帯[10]，健康，介護，所得，貯蓄
について調査が行われます．その間の2年間は**小規模・簡易調査**によ
り世帯と所得についてのみ調査が行われ，健康などについての調査は
行われません．

▶健康[11]

※11 国民生活基礎調査のデータは傾向を把握しておきましょう.

健康については，自覚症状，通院の状況，健康意識，悩みやストレスの状況，健康診断，がん検診の受診状況などが調べられます.

調査の結果から，**有訴者率**や**通院者率**が計算されます.

◉ 有訴者率

有訴者率は病気やけがなどについて自覚症状のある者（有訴者）の割合です〔人口（世帯人員）千人あたり〕.

$$有訴者率 = \frac{有訴者数}{世帯人員数} \times 1000$$

2019（令和元）年の調査結果によると，有訴者率（人口千対）は302.5（男性270.8，女性332.1）で，国民のおよそ3人に1人に自覚症状があり，有訴者率は女性のほうが高いことがわかります. 年齢階級別にみると10～19歳（157.1）が最も低く，80歳以上（511.0）が最も高くなっており，65歳以上の高齢者のおよそ2人に1人に自覚症状のある状況です[12]. 有訴者率は年齢階級が高くなるにしたがって高くなる傾向があります.

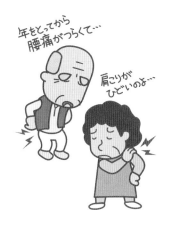

※12 65歳以上433.6（男性413.2，女性450.3）, 75歳以上495.5（男性477.3, 女性508.6）.

有訴者率の高い症状は，**腰痛**，**肩こり**，手足の関節が痛むの順となっています. 男性では腰痛，肩こり，女性では肩こり，腰痛，65歳以上の高齢者では腰痛，手足の関節が痛むの順で高くなっています.

有訴者率の高い症状
1位 腰痛
2位 肩こり

＜男性＞　　　＜女性＞
1位 腰痛　　　1位 肩こり
2位 肩こり　　2位 腰痛

＜65歳以上＞
1位 腰痛
2位 手足の関節が痛む

◉ 通院者率

通院者率は医療施設（病院および一般診療所など）等に傷病で通院している者（通院者）の割合です〔人口（世帯人員）千人あたり〕.

$$通院者率 = \frac{通院者数}{世帯人員数} \times 1000$$

2019（令和元）年の調査結果によると，通院者率（人口千対）は404.0（男性388.1，女性418.8）で，国民のおよそ3人に1人が通院していることがわかります. 年齢階級別にみると，10～19歳（140.1）が最も低く，80歳以上（730.3）で最も高くなっており，高齢者の約7割が通院しています[13]. 通院者率も年齢階級が高くなるにしたがって高くなる傾向があります.

※13 65歳以上689.6（男性692.8，女性686.9）, 75歳以上730.5（男性735.7, 女性726.8）.

通院者率の最も高い症状は**高血圧症**です. 65歳以上の高齢者では高血圧症，目の病気，糖尿病，脂質異常症の順になっています.

▶ 介護

　介護については，介護の状況，介護サービスの利用状況などが調べられます.

　2019（令和元）年の介護が必要な者（要介護者など）の年齢階級は，男性80〜84歳（23.2％），女性は90歳以上（28.6％）が最も多い状況です．要支援・要介護となった主な原因は，1位が**認知症**，2位が脳血管疾患，3位が高齢による衰弱です．2013（平成25）年までは1位は脳血管疾患でしたが，近年，認知症の割合が高くなっています.

　介護をする者（介護者）は，要介護者と同居している割合が半数以上（54.4％）で，配偶者が最も多く（23.8％），性別は女性の割合（65.0％）が高くなっています．年齢階級別には男女ともに60〜69歳の介護者が多くなっています（図6-1）．また，70〜79歳の高齢者を介護している者のうち，約半数程度（56.0％）が同年代の70〜79歳であり，高齢者を高齢者が介護する**老々介護**の世帯が増えている状況にあります（図6-2）．同居の主な介護者の約7割が日常生活での悩みやストレスがあると回答しており，その原因は家族の病気や介護が最も高く，次いで自分の病気や介護となっています.

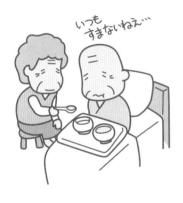

いつもすまないねえ…

▶ 所得

　所得については，所得の金額や生活意識の状況などが調べられます.

　2018（平成30）年の1世帯あたりの平均所得金額は552万3千円です．高齢者世帯は312万6千円で，**公的年金・恩給**による所得（63.6％）が最も多い状況です．所得のすべてを公的年金・恩給に頼っ

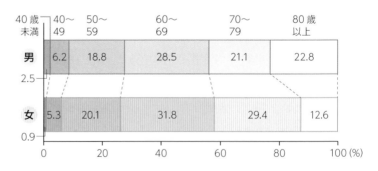

	40歳未満	40〜49	50〜59	60〜69	70〜79	80歳以上
男	2.5	6.2	18.8	28.5	21.1	22.8
女	0.9	5.3	20.1	31.8	29.4	12.6

図6-1　同居の主な介護者の年齢階級別構成割合
［「令和元年 国民生活基礎調査の概況」（厚生労働省）（https://www.mhlw.go.jp/toukei/saikin/hw/k-tyosa/k-tyosa19/dl/05.pdf）より引用］

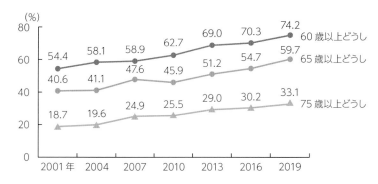

図6-2　要介護者などと同居の主な介護者の年齢組み合わせ別の割合の
　　　　年次推移

注：2016年の数値は，熊本県を除いたもの．
［「令和元年 国民生活基礎調査の概況」（厚生労働省）（https://www.mhlw.go.jp/toukei/
saikin/hw/k-tyosa/k-tyosa19/dl/05.pdf）より引用．年号は西暦表記とした］

ている高齢者世帯は約半数（48.4 %）を占めています．全世帯のうち，
生活が苦しいと答えている割合は半数以上（54.4 %）であり，特に母
子世帯（86.7 %）や児童のいる世帯（60.4 %）でその割合が高くなっ
ています．

3. 患者調査 〜基幹統計の調査②

　患者調査[14]は，全国の医療施設を利用する患者の傷病状況などを
調べる**標本調査**です．厚生労働省が**3年**おきに行っています．

　病院の入院と退院については二次医療圏[15]単位，病院の外来と一
般診療所は都道府県単位で医療施設を層化無作為抽出●し（500床以
上の病院は悉皆調査●），利用した患者すべてを調査対象とします．入
院・外来の種別，受療の状況[16]などについて調べ，**推計患者数**，**受
療率**，**平均在院日数**などを明らかにします．入院・外来患者は調査年
の10月中のある1日間（3日ある候補のうち，医療施設ごとに1日を
選ぶ），退院患者は調査年の9月中の1カ月間で調査が行われます．

▶ 推計患者数[17]

　2020（令和2）年の調査の結果，**推計患者数**は，入院患者が121万
1千人[18]，外来患者が713万8千人[19]となっています．男女別では
入院，外来ともに女性のほうが多く，年齢階級別では**65歳以上**が入
院の74.7 %，外来の50.7 %を占めています．入院患者数は2008（平
成20）年から減少傾向，外来患者数は2005（平成17）年からほぼ

※14　1953（昭和28）年から開始．

※15　二次医療圏：一般的な医療サービ
スを提供する医療圏として都道府県が設定
した地域．複数の市町村からなります．
　●層化無作為抽出　→6章1-2
　●悉皆調査＝全数調査

※16　受療とは，医療施設で診療を受ける
ことをいいます．医療施設に外来で通院，
あるいは入院する場合を「受療」としてい
ます．受療の状況：入退院日，傷病名
〔ICD（→6章4-1）に基づき分類〕，診療
費等支払状況，病床の種類．

※17　患者調査のデータは傾向を把握して
おきましょう．

※18　入院患者の内訳：病院97.2 %，一
般診療所2.8 %．

※19　外来患者の内訳：一般診療所
60.7 %，病院20.6 %，歯科診療所
18.7 %．

横ばいとなっています.

▶受療率

受療率とは，人口10万人に対して，ある特定の日に全国の医療施設で診療を受けた推計患者数の割合のことです．調査した入院・外来患者データから求めます．受療率は**入院受療率**と**外来受療率**に分けることができます.

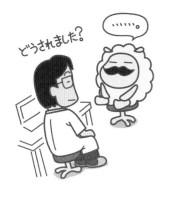

$$受療率 = \frac{1日の全国推計患者数}{10月1日現在総人口} \times 10万$$

$$入院受療率 = \frac{1日の全国推計入院患者数}{10月1日現在総人口} \times 10万$$

$$外来受療率 = \frac{1日の全国推計通院患者数}{10月1日現在総人口} \times 10万$$

2020（令和2）年の受療率（人口10万対）は，入院960（男性910，女性1007），外来5658（男性4971，女性6308）となっています．年齢階級別では，入院は5～9歳で最も低く，10歳以降は年齢が上がるほど高くなっています（図6-3）．外来は，15～19歳が最も低く，80～84歳が最も高くなっています（図6-3）．入院，外来ともに65歳以上の高齢者の受療率が高いですが，近年，**低下傾向**にあります（図6-4）.

傷病別[20]にみた入院受療率を**表6-3**，外来受療率を**表6-4**にまとめました[21].

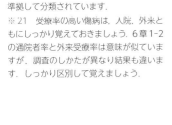

※20　傷病は，ICD-10（2003年版）に準拠して分類されています.

※21　受療率の高い傷病は，入院，外来ともにしっかり覚えておきましょう．6章1-2の通院者率と外来受療率は意味が似ていますが，調査のしかたが異なり結果も違います．しっかり区別して覚えましょう.

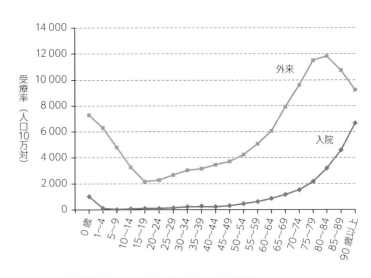

図6-3　年齢階級別にみた受療率（人口10万対）

[「令和2年（2020）患者調査の概況」（厚生労働省）（https://www.mhlw.go.jp/toukei/saikin/hw/kanja/20/dl/jyuryouriitu.pdf）を参考に作成]

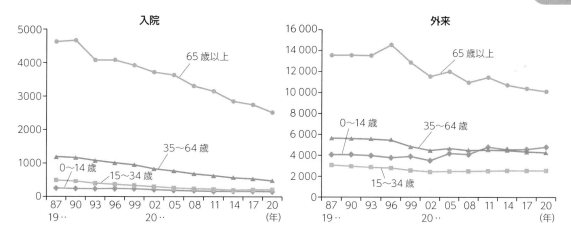

図6-4 年齢階級別にみた受療率（人口10万対）の年次推移

2011年は，宮城県の石巻医療圏，気仙沼医療圏および福島県を除いた数値.
[「令和2年（2020）患者調査の概況」（厚生労働省）(https://www.mhlw.go.jp/toukei/saikin/hw/kanja/20/dl/jyuryouriitu.pdf)
より引用. 年号は西暦表記とした]

**表6-3 傷病分類別にみた入院受療率
（人口10万対）**

順位	傷病分類	入院受療率
1	精神および行動の障害	188
	統合失調症	113
2	循環器系の疾患	157
	脳血管疾患	98
3	損傷，中毒およびその他外因の影響	107
65歳以上の高齢者		
1	循環器系の疾患	479
	脳血管疾患	296
2	精神および行動の障害	370
	統合失調症	200

受療率の高い順番に並べた.
[「令和2年（2020）患者調査の概況」（厚生労働省）
(https://www.mhlw.go.jp/toukei/saikin/hw/
kanja/20/dl/jyuryouriitu.pdf)/「令和2年患者調
査確定数全国編報告書18表」（e-Stat）(https://
www.e-stat.go.jp/stat-search/file-download?stat
InfId=000032211990&fileKind=1)を参考に作成]

**表6-4 傷病分類別にみた外来受療率
（人口10万対）**

順位	傷病分類	外来受療率
1	消化器系の疾患	1007
	歯肉炎および歯周疾患	401
	う蝕	231
2	健康状態に影響を及ぼす要因および保険サービスの利用	794
3	筋骨格系および結合組織の疾患	718
4	循環器系の疾患	652
	高血圧性疾患	471
65歳以上の高齢者		
1	循環器系の疾患	1793
	高血圧性疾患	1295
2	筋骨格系および結合組織の疾患	1738
3	消化器系の疾患	1484

受療率の高い順番に並べた.
[「令和2年（2020）患者調査の概況」（厚生労働省）(https://www.mhlw.
go.jp/toukei/saikin/hw/kanja/20/dl/jyuryouriitu.pdf)/「令和2年患
者調査確定数全国編報告書19表」（e-Stat）(https://www.e-stat.go.jp/
stat-search/file-download?statInfId=000032211991&fileKind=1)
を参考に作成]

▶ 平均在院日数

退院患者の平均在院日数（入院していた日数）は，**精神および行動
の障害**が一番長く294.2日です. なかでも**統合失調症**など（570.6日）
や血管性などの**認知症**（312.0日）ではひときわ長くなっています.

※23　医療施設：病院，一般診療所，歯科診療所など．病院は入院ベッドの数が20床以上，一般診療所は19床以下です．

※24　許可病床とは医療法の規定に基づいて都道府県知事の使用許可を受けている病床をいいます．

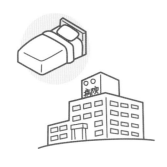

※25　療養病床：主として長期にわたり療養を必要とする患者を入院させるための病床．

※26　1948（昭和23）年から開始.
※27　幼児：幼稚園児，児童：小学生，生徒：中学生・高校生
※28　発育状態：身長，体重．
※29　健康状態：栄養状態，視力，聴力，眼・耳鼻咽頭・皮膚・歯・口腔・心臓・脊柱・胸郭・尿・その他の疾病・異常などのほか，結核に関する検診の結果．

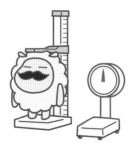

4. 医療施設調査〜基幹統計の調査③

医療施設調査※22は全国の**医療施設**※23がどこに分布しているのか，整備や診療機能はどうかを調べる**悉皆調査**です．厚生労働省が行っており，**医療施設静態調査**と**医療施設動態調査**の2つの調査があります．

医療施設静態調査は**3年に1度**（10月1日）行われます．すべての医療施設について施設名，所在地，開設者，許可病床数※24，診療科目，従事者数，看護体制，救急医療体制，在宅医療サービス，主な診療機器・設備，手術等の実施状況などについて調べられます．

医療施設動態調査は，**開設・廃止・変更**などの届け出を受け毎月実施されます．施設名，所在地，開設者，許可病床数，診療科目などを調べ，情報を新しいものにしています．

2020（令和2）年10月1日現在における医療施設の数は約17万9千施設で，病院が4.6％，一般診療所が57.4％，歯科診療所が38.0％となっています．病院の数は年々減少傾向，一般診療所（無床）の数は年々増加傾向にあります．

医療施設の実態を把握する調査として，ほかにも**病院報告**があります．全国の病院，療養病床※25を有する診療所における患者の利用状況が調べられます．

5. 学校保健統計調査〜基幹統計の調査④

学校保健統計調査※26は，学校における**幼児**，**児童**，**生徒**の発育と健康の状態を調べる**標本調査**です．文部科学省が行っています．幼稚園，小学校，中学校，高等学校などに在籍する満5〜17歳（4月1日現在）までの幼児，児童，生徒※27の一部を抽出して**毎年4〜6月**に調査が行われます．学校で実施される**健康診断**の結果により，**発育状態**※28と**健康状態**※29を調査します．

▶発育状態

身長と体重の平均値は，男女ともに1948（昭和23）年度以降，増加傾向にありましたが，身長は1994（平成6）〜2001（平成13）年度あたりをピークに横ばい，体重は1998（平成10）〜2006（平成18）年度あたりをピークに減少しており，**肥満傾向児の出現率**は2006

（平成18）年度以降はおおむね減少傾向となっています．

▶健康状態

2020（令和2）年度の**疾病・異常被患率**[30]をみると，幼稚園，小学校では**むし歯（う歯●）**の割合が最も高く，次いで裸眼視力1.0未満の者の順となっています．中学校，高等学校においては**裸眼視力1.0未満の者**が最も高く，次いでむし歯（う歯）となっています．

むし歯の者の割合は，幼稚園30.3％，小学校40.2％，中学校32.2％，高等学校41.7％で，1965（昭和40）～1975（昭和50）年代をピークに減少（改善）傾向が続いています．裸眼視力1.0未満の者の割合は増加傾向にあります．

※30　疾病・異常被患率：患者数と在籍者数の比率．
●う歯＝う蝕

6. 社会生活基本調査～基幹統計の調査⑤

社会生活基本調査[31]は，睡眠時間・仕事時間といった**生活時間の配分**や**余暇時間**の過ごし方など，社会生活の実態について調べる**標本調査**です．総務省統計局によって**5年**ごとに実施されています．仕事と生活の調和（ワーク・ライフ・バランス）の推進や少子高齢化対策などの基礎資料となります．

指定する調査区内にある世帯のうちから，無作為抽出した世帯の10歳以上の世帯員を対象に行われています．調査票Aと調査票Bの2種類があり，調査票Aからは生活時間の配分と余暇時間の過ごし方，調査票Bからは生活時間の詳細な内容と配分がわかります．

※31　1976（昭和51）年から開始．

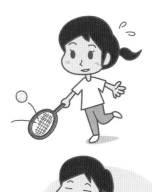

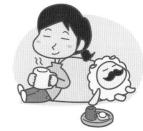

advance

社会生活基本調査の調査票は2種類！

調査票Aと調査票Bでは，生活時間の調べ方が違います．調査票Aでは自分の行動を15分ごとに20の行動の種類のなかから選びます（プリコード方式）．こちらは迅速に集計ができ，地域別，個人・世帯の属性別の詳細な結果が得られます．調査票Bでは日記のように詳しく記入した行動を，集計の際に分類します（アフターコード方式）．こちらはより詳細な行動が把握できるため，国どうしの比較が可能となります．

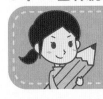

練 習 問 題

ⓐ 基幹統計

保健統計調査について正しいのはどれか. 2つ選べ.

①国勢調査は5年に1度実施される.

②患者調査は2年に1度実施される.

③人口動態調査は2年に1度集計される.

④国民生活基礎調査から罹患率が得られる.

⑤医療施設調査には静態調査と動態調査とがある.

［第99回（2013年）保健師国家試験問題（午後）34より引用］

ⓑ 国民生活基礎調査

2019（令和元）年の国民生活基礎調査における65歳以上の有訴者率で正しいのはどれか.

①約80％である.

②男性のほうが高い.

③腰痛が最も多い.

④年齢にかかわらずほぼ一定である.

［第100回（2011年）看護師国家試験問題（午前）60を参考に作成］

ⓒ 国民生活基礎調査

2019（令和元）年の国民生活基礎調査において，高齢者世帯の所得で，1世帯あたり平均所得金額の構成割合が最も高いのはどれか.

①稼働所得

②財産所得

③公的年金・恩給

④仕送り・企業年金・個人年金・その他の所得

［第105回（2016年）看護師国家試験問題（午後）47を参考に作成］

ⓓ 国民生活基礎調査

2019（令和元）年の国民生活基礎調査において介護が必要になった原因で最も多いのはどれか.

①認知症

②転倒・骨折

③脳血管疾患

④高齢による衰弱

［第97回（2011年）保健師国家試験問題（午後）6を参考に作成］

ⓔ 患者調査

2020（令和2）年の患者調査における65歳以上の外来受診で最も多い傷病はどれか.

①虚血性心疾患

②高血圧性疾患

③糖尿病

④関節症

［第95回（2006年）看護師国家試験問題（午前）102を参考に作成］

ⓕ 学校保健統計調査

わが国の2020（令和2）年度の児童の疾病・異常被患率で最も多いのはどれか.

①う歯

②肥満傾向

③心電図異常

④裸眼視力1.0未満

［第97回（2008年）看護師国家試験問題（午前）7を参考に作成］

ⓖ 保健統計

統計調査と調査内容の組み合わせで正しいのはどれか.

①国勢調査―――――健康保険の種別

②人口動態統計―――転出入

③社会生活基本調査――生活時間の配分

④国民生活基礎調査――栄養摂取状況

［第100回（2014年）保健師国家試験問題（午前）24より引用］

練習問題の 解 答

ⓐ 正解：①, ⑤

国勢調査は5年ごと，患者調査は3年ごとに実施され，人口動態調査は毎年集計されます．国民生活基礎調査では，有訴者率や通院者率は得られますが，罹患率は得られません．医療施設調査には静態調査と動態調査の2種類があります．

ⓑ 正解：③

65歳以上の高齢者の有訴者率はおよそ2人に1人で全体の約半数であり，女性のほうが高く，自覚症状として腰痛が最も多くなっています．年齢階級が高くなるほど有訴者率は上昇しています．

ⓒ 正解：③

高齢者世帯の所得構成で最も多いのは公的年金・恩給です．

ⓓ 正解：①

2019（令和元）年の結果では認知症が第1位となっています．なお，2013（平成25）年までは脳血管疾患（脳卒中）が第1位でした．

ⓔ 正解：②

65歳以上の高齢者の外来受診（外来受療率）は，循環器系の疾患のうち，高血圧性疾患の割合が高くなっています．

ⓕ 正解：①

児童ですので小学校の場合に当てはまります．2020（令和2）年度の学校保健統計調査によると，小学校の疾病・異常被患率はう歯（むし歯）が40.2％で最も高く，次いで裸眼視力1.0未満の者が37.5％となっています．

ⓖ 正解：③

社会生活基本調査は，1日の生活時間の配分や余暇時間の過ごし方などについて調べます．

2. 基礎的な統計調査

保健にかかわる統計調査で大事なものは他にもあるよ!

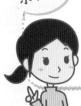

学習の
ポイント!

● 代表的な一般統計調査の方法と内容を理解しよう

● 調査データの傾向を把握しよう

重要な統計用語

感染症発生動向調査

感染症の発生をいち早く把握し,国民や
医療機関へ正しい情報提供を行うための
調査.

食中毒統計調査

食中毒の発生状況を正しく把握するため
の調査.

国民健康・栄養調査

身体の状況,栄養摂取量,生活習慣の
状況を明らかにするための調査.

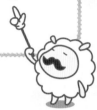

保健統計調査には，特に重要とされている基幹統計調査®以外の一般統計調査®のなかにもとても大事なものがあります．例えば，感染症や食中毒についての調査や，生活習慣病の予防に関する調査などです．看護・保健の分野においてはこれらの統計調査の内容は必ず知っておく必要があるので，しっかりと学びましょう．

1. 感染症発生動向調査

※1　1981（昭和56）年から開始.

感染症発生動向調査[※1]は感染症の発生をいち早く把握し，国民や医療機関へ正しい情報を提供することでまん延を防止するために行われ

表6-5　感染症発生動向調査対象の感染症（抜粋，2021年2月13日現在）

類型		感染症と名	感染症の性質と対応方法	届け出
一類感染症		エボラ出血熱，クリミア・コンゴ出血熱，痘そう，南米出血熱，ペスト，マールブルグ病，ラッサ熱	●危険性がきわめて高い感染症 ●原則入院，消毒などの措置	ただちに届け出
二類感染症		急性灰白髄炎，**結核**，ジフテリア，**重症急性呼吸器症候群（SARS）**，鳥インフルエンザ（H5N1，H7N9），中東呼吸器症候群（MERS）	●危険性が高い感染症 ●状況に応じて入院，消毒などの措置	
三類感染症		コレラ，細菌性赤痢，**腸管出血性大腸菌感染症**，腸チフス，パラチフス	●危険性は高くないが特定の職業への就業により集団発生の可能性がある感染症 ●就業制限，消毒などの措置	
四類感染症		E型肝炎，A型肝炎，黄熱，Q熱，狂犬病，炭疽，**つつが虫病**，**重症熱性血小板減少症候群（SFTS）**，**日本脳炎**，鳥インフルエンザ（H5N1，H7N9を除く），ボツリヌス症，**マラリア**，野兎病，**デング熱**，エキノコックス症，オウム病，ジカウイルス感染症，レジオネラ症，サル痘，その他政令で定めるもの	●動物，飲食物などの物件を介して人に感染し，国民の健康に影響を与えるおそれのある感染症（一般的には，人から人へは感染しないとされている）	
五類感染症	全数把握	ウイルス性肝炎（E型，A型を除く），クリプトスポリジウム症，**後天性免疫不全症候群**，**梅毒**，**麻しん**[*]，**風しん**[*]，侵襲性髄膜炎菌感染症[*]，破傷風，その他省令で定めるもの	●国民の健康に影響を与えるおそれのある感染症 ●国が感染症発生動向調査を行い，必要な情報を一般市民や医療関係者に提供・公開し，発生拡大を防止	7日以内に（一部ただちに）届け出
	定点把握	**インフルエンザ**（鳥インフルエンザ，新型インフルエンザ等感染症を除く），**性器クラミジア感染症**，**淋菌感染症**，**尖圭コンジローマ**，**性器ヘルペスウイルス感染症**，**マイコプラズマ肺炎**，メチシリン耐性黄色ブドウ球菌感染症（MRSA），その他省令で定めるもの		週または月単位で届け出
新型インフルエンザ等感染症		新型インフルエンザ，再興型インフルエンザ，新型コロナウイルス感染症，再興型コロナウイルス感染症	●国民の生命・健康に重大な影響を与えるおそれがある新型もしくは再興型のインフルエンザ等	ただちに届け出

＊　麻しん，風しん，侵襲性髄膜炎菌感染症：ただちに届け出.
［「感染症発生動向調査事業年報 2020年（令和2年）確定報告データ」（厚生労働省）（https://www.niid.go.jp/niid/ja/allarticles/surveillance/2270-idwr/nenpou/10904-idwr-nenpo2020.html）/「疫学・保健統計学 第3版（標準保健師講座 別巻2）」（牧本清子，他／著），医学書院，2015 /「衛生学・公衆衛生学 第2版」（東洋療法学校協会／編　鈴木庄亮，他／著），医歯薬出版，2005を参考に作成］

ています．現在は，**感染症法**※2に基づき，厚生労働省が主体となって実施しています．すべての感染症を調査するのではなく，必ず報告をする必要のある**全数把握対象疾患**（一類〜四類感染症，五類感染症の一部，新型インフルエンザ等感染症※3）と，指定届出機関（定点医療機関）で診断された場合にのみ報告をする**定点把握対象疾患**（五類感染症の一部）があります（表6-5）．

感染症発生の情報は，医療機関（医師など）から**保健所**に報告され，都道府県を通じて**オンライン**※4で厚生労働省に報告されます．集められた情報は，週ごとに**感染症週報**（IDWR）として公表され，流行の予防などに役立てられます．

※2　感染症法：正式名称は「感染症の予防及び感染症の患者に対する医療に関する法律」．1999（平成11）年施行．

※3　新型コロナウイルス感染症は2021（令和3）年の感染症法の改正により指定感染症から新型インフルエンザ等感染症へ変更されました（2022年8月現在）．

※4　オンラインでは患者の氏名などの**個人情報**は送られません．

advance

実は身近⁉ 重症熱性血小板減少症候群（SFTS）

近年，海外でエボラ出血熱などきわめて危険性の高い感染症の話題がありますが，実は身近なところにも危険な感染症が潜んでいます．

2013年以降，身近な野山や草むらでマダニに刺されてウイルス※5に感染し，死亡した例が相次いで発表されています．SFTSはマダニが媒介するウイルス感染症で，これまで（2021年7月28日現在）に641人の患者が報告されており，うち死亡例が80人となっています．発症は4〜10月が多く，西日本を中心とした26都府県から届け出があります．

※5　SFTSウイルス＝SFTSV

マダニ

海外の感染症にもご用心

国際化が進んだことで，さまざまな地域の感染症が国内に持ち込まれる危険性が高まっています．海外旅行の帰国者や外国人旅行者が，国内で感染症を発症してしまうかもしれません．したがって，国内で発生している感染症だけでなく，海外で発生している感染症についても理解しておくことが必要です．

例えばマラリアは蚊（カ）が媒介し，発症すると39〜40℃の発熱と解熱をくり返します．熱帯・亜熱帯地域からの帰国者にこの症状がみられたら，感染を疑う必要があります．

海外で流行している感染症の情報は，厚生労働省検疫所のFORTHというウェブサイト（https://www.forth.go.jp/index.html）から調べることができます．

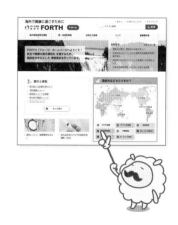

2020（令和2）年の年間報告数をみると，**性感染症**※6では**性器クラミジア感染症**が最も多く，次いで性器ヘルペス感染症，淋菌感染症，梅毒，尖圭コンジローマとなっています．性器クラミジア感染症と淋菌感染症は不妊症の原因となりますが，自覚症状が出ないことも多いため注意が必要です．

※6　性感染症＝STD．性器クラミジア感染症，性器ヘルペスウイルス感染症，淋菌感染症，尖圭コンジローマ，梅毒などが含まれます．

2. 食中毒統計調査

食中毒統計調査は，食中毒の発生状況を正しく把握し，食品衛生対策などに役立てるために行われる**悉皆調査**[●]です．**食品衛生法**に基づき，厚生労働省が主体となって実施しています．医師から**保健所**に届け出られ，保健所は発生源の所在地・名称，発病年月日，原因食品名，病因物質，患者数，死者数などをまとめた**食中毒事件票**を作成します．その後，都道府県等を介して厚生労働省に提出されます．

毎年，約1千件の**食中毒事件**が発生していて，患者数は約1〜4万人，死者数は数人程度です．2021（令和3）年の食中毒の発生は717件，患者数11 080名，死者2名で，患者数の多い順から，**ノロウイルス**，病原大腸菌（腸管出血性を除く），ウェルシュ菌，カンピロバクター，アニサキス，サルモネラ属菌となっています．死亡者の出た食中毒は，植物性自然毒，サルモネラ属菌です．食中毒の原因食品は，複合調理食品やその他のものを除くと**魚介類**や**肉類およびその加工品**が多く，原因施設は飲食店が多くを占めています．

3. 国民健康・栄養調査

国民健康・栄養調査は，**身体の状況**，**栄養摂取量**，**生活習慣**を明らかにして，総合的な健康増進をはかるために行われる**標本調査**です．**健康増進法**に基づき，厚生労働省が**毎年**実施しています^{※7}．この調査は，もともとは戦後，栄養不良や発育不全などについて調べるために開始されましたが（国民栄養調査），現在は，栄養過多や運動不足など，生活習慣病の危険因子を調べるようになっています．

調査は，層化無作為抽出[●]により選ばれた地区の**世帯**とその**世帯員**を対象に，**身体状況調査票**^{※8}，**栄養摂取状況調査票**^{※9}，**生活習慣調査票**^{※10}によって行われます．

▶ 身体状況^{※11}

2019（令和元）年の調査結果によると，肥満者^{※12}の割合は男性33.0％，女性22.3％と男性で高く，特に40〜59歳の男性で高くなっています^{※13}．

やせの者^{※14}の割合は男性3.9％，女性11.5％で，20歳代の女性で

● 悉皆調査＝全数調査

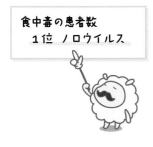

食中毒の患者数
1位 ノロウイルス

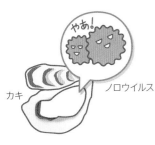

カキ　　　　ノロウイルス

※7　2020（令和2），2021（令和3）年の調査は，新型コロナウイルス感染症の影響により中止されました．

● 層化無作為抽出　→6章1-2
※8　身体状況調査票：**身長・体重**，**腹囲**，**血圧**，**血液検査**，問診など．
※9　栄養摂取状況調査票：**食品摂取量**，**栄養素等摂取量**，食事状況（欠食・外食等）など．
※10　生活習慣調査票：食生活，身体活動，休養（睡眠），飲酒，**喫煙**，歯・口腔の健康などに関する生活習慣全般．
※11　国民健康・栄養調査のデータは，傾向を把握しておきましょう．
※12　肥満者：BMI ≧ 25 kg/m²
$$BMI = \frac{体重（kg）}{〔身長（m）〕^2}$$
※13　国民の健康増進に向け，方向性や目標を国が定めた「健康日本21（第二次）」では，目標値として20〜60歳代男性の肥満者の割合を28％としています．
※14　やせの者：BMI < 18.5 kg/m²

高くなっています.

　糖尿病が強く疑われる者は約**1000万人**, 糖尿病の可能性を否定できない者（糖尿病予備群）も約1000万人と推計されており, 年齢階級が上がるほど増加し, 特に高齢者で多くなっています〔2016（平成28）年〕.

▶栄養摂取の状況[15]

　低栄養傾向の者[16]の割合は65歳以上で16.8 ％（男性12.4 ％, 女性20.7 ％）であり, 男女ともに85歳以上で高くなっています.

　1日あたりの食塩摂取量の平均値は**10.1 g**（男性10.9 g, 女性9.3 g）[17]であり, 男女ともに60歳代で高くなっています.

　1日あたりの野菜摂取量の平均値は**280.5 g**[18]で, 20歳代の摂取量が最も少なくなっています.

　朝食の欠食率[19]は男性14.3 ％, 女性10.2 ％で, 男性40歳代, 女性30歳代で最も高くなっています.

▶生活習慣[15]

　運動習慣のある者の割合は男性33.4 ％, 女性25.1 ％で, 女性で減少傾向にあります. 男性では40歳代, 女性では30歳代が最も低い一方で, 高齢者で高くなっています.

　1日の平均睡眠時間は6時間以上7時間未満の割合が最も高くなっています.

　喫煙習慣者の割合は16.7 ％（男性27.1 ％, 女性7.6 ％）で, 近年減少しています. 30〜60歳代の男性では他の年代よりも喫煙者の割合が高く, 約**3割**を超えています.

　メタボリックシンドロームが強く疑われる者, または予備軍と考えられる者の割合は, 40〜74歳の男性のおよそ**2人に1人**（54.5 ％）, 40〜74歳の女性のおよそ6人に1人（16.7 ％）で, 特に70歳以上の男性で最も高くなっています.

4. 地域保健・健康増進事業報告

　地域保健・健康増進事業報告[20]は, 地域住民の健康の保持や増進をはかるため, 厚生労働省により実施されています. 報告は**保健所**お

※15　2019（令和元）年調査結果

※16　低栄養傾向の者：BMI≦20 kg/m²

※17　「健康日本21（第二次）」の目標値：8 g. なお, 厚生労働省が定める「日本人の食事摂取基準（2020年版）」での目標量は, 男性7.5 g未満, 女性6.5 g未満です.
※18　「健康日本21（第二次）」の目標値：350 g.

※19　朝食をとる習慣のない人の割合のことで, 欠食とは, 菓子, 果物, 乳製品, 嗜好飲料などの食品のみ, 錠剤などによる栄養素の補給, 栄養ドリンクのみ, 何も食べないに該当した場合をいいます.

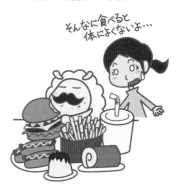

● メタボリックシンドローム＝内臓脂肪症候群

※20　地域保健・健康増進事業報告の歴史：1954（昭和29）年に保健所運営報告としてはじまり, 1994（平成6）年に保健所法が**地域保健法**に改正され, 1997（平成9）年度から地域保健事業報告となり, 1999（平成11）年度からは老人保健事業報告と統合され, 地域保健・老人保健事業報告となりました. 2008（平成20）年度に改正され, **地域保健・健康増進事業報告**として実施されています.

※21 地域保健事業：母子保健，健康増進，歯科保健，精神保健福祉，衛生教育，エイズ，予防接種，職員の設置状況など．保健所と市区町村の両方で調査される．
※22 健康増進事業：健康手帳の交付，健康診査，健康教育，健康相談，機能訓練，訪問指導，がん検診など．市区町村のみで調査される．

よび**市区町村**ごとにまとめられ，地域保健施策の効率的・効果的な推進に役立てられます．

調査は**地域保健事業**[21]，**健康増進事業**[22] について，年度ごとに行われます．

5. 生活のしづらさなどに関する調査 （全国在宅障害児・者等実態調査）

生活のしづらさなどに関する調査（全国在宅障害児・者等実態調査）[23] は，在宅の障害児・者等について障害の種類・程度や生活実態とニーズを調べます．厚生労働省が**5年**ごとに行っています．層化無作為抽出した地区に居住する在宅障害児・者を対象に行われます．

2016（平成28）年の調査の結果，障害者手帳[24]所持者数は559.4万人と推計され，身体障害者手帳が428.7万人，療育手帳が96.2万人，精神障害者保健福祉手帳が84.1万人となっています．身体障害者で65歳以上の者は約**7割**（72.6％）を占めており，障害者の高齢化が進んでいます．

※23 2011（平成23）年から身体障害児・者実態調査と知的障害児・者基礎調査を拡大・統合し，身体障害者のほか精神障害者と長引く病気やけがなどによって日常生活に困難を感じている者も対象に加えて調査が行われています．
※24 障害者手帳は障害のある人が取得できる手帳で，3種類あります．さまざまな福祉サービスを利用するために必要となります．
・身体障害者手帳：身体の機能に長く続く障害がある場合に交付．
・療育手帳：知的障害と判定された場合に交付．
・精神障害者保健福祉手帳：精神障害のため長期にわたって生活に制約がある場合に交付．
※25 介護保険制度：介護が必要になった場合に介護サービスを受けることができるように，40歳以上の人全員が納めた保険料と公費で費用をまかなう．介護を社会全体で支えるためのシステムです（保険料，公費→6章3-1 ⑤ ⑥ ⑦）．
※26 介護保険事業：介護保険法に基づいて行われる，介護サービスの費用を支給する事業です．介護サービスには，介護の相談やケアプランの作成，自宅訪問介護，施設に通う介護，施設等で介護を受けながらの生活などがあります．
※27 第1号被保険者：65歳以上の人すべてが対象で，要介護・要支援状態になった場合に介護サービスを受けることができます．
●居宅サービス＝居宅介護予防サービス
●地域密着型サービス＝地域密着型介護予防サービス
※28 保険給付は介護給付と予防給付に分けられます．

6. 介護保険事業状況報告

介護保険事業状況報告は，**介護保険制度**[25] の施行に伴い開始されました．制度を円滑に運営できるように，介護保険事業[26] の実施状況が調べられています．調査は厚生労働省が行っています．保険者である市区町村を対象に行われ，**第1号被保険者**[27]数，**要介護（要支援）**認定者数，居宅サービス・地域密着型サービス・施設サービスの受給者数，保険給付[28] の数および給付費などについて調べられます．

2019（令和元）年度の調査結果によると，第1号被保険者の数は3555万人，要介護（要支援）認定者数は669万人，サービス受給者数（年度累計）は4609万人で，すべて年々増加しており，保険給付額も増加しています．

7. 衛生行政報告例

※29 指定都市，中核市：指定都市は人口50万人以上，中核市は人口20万人以上の市で，どちらも政令によって指定されます．

衛生行政報告例では，各都道府県，指定都市，中核市[29] について，衛生行政の実態が調べられています（表6-6）．調査は厚生労働省が

表6-6　衛生行政報告例の内容

衛生行政報告例	内容
精神保健福祉関係	精神障害者申請通報届出数，措置入院患者数，医療保護入院届出数，**精神障害者保健福祉手帳**交付台帳登載数など
栄養関係	給食施設数など
衛生検査関係	
生活衛生関係	生活衛生関係施設数（旅館，公衆浴場，美容所等）など
食品衛生関係	食品衛生関係営業施設数など
乳肉衛生関係	
医療関係	**就業医療関係者数**など
薬事関係	薬局数など
母体保護関係	**人工妊娠中絶件数**など
特定疾患（難病）関係	**特定疾患医療受給者証**所持者数，特定疾患登録者証所持者数など
狂犬病予防関係	

表6-7　福祉行政報告例の内容

福祉行政報告例	内容
身体障害者福祉関係	**身体障害者手帳**交付台帳登載数など
障害者総合支援関係	障害児福祉手当等受給者の状況，身体障害児・者および難病患者等の補装具費の支給状況など
特別児童扶養手当関係	受給者の状況など
知的障害者福祉関係	**療育手帳**交付台帳登載数など
老人福祉関係	**老人ホーム**の施設数・定員，老人クラブ数・会員数など
婦人保護関係	相談件数など
民生委員関係	民生委員数，活動状況など
社会福祉法人関係	法人数など
児童福祉関係	保育所・幼保連携型認定こども園の状況など，**児童相談所**における相談件数，相談内容など
母子保健関係	
児童扶養手当関係	受給者の状況など
戦傷病者特別援護関係	
中国在留邦人等支援給付等関係	

行っており，年度報と隔年報があります．

　2020（令和2）年の隔年報（就業医療関係者数）によると，就業保健師は55 595人，就業看護師は1 280 911人で，ともに近年増加傾向です．保健師の就業場所は，市区町村（54.8％）が最も多く，看護師は病院（69.0％）が最も多くなっています．

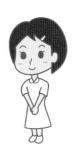

8. 福祉行政報告例

　　福祉行政報告例では，各都道府県，指定都市，中核市について，福祉行政の実態が調べられています（表6-7）．調査は厚生労働省が行っており，月報と年度報があります．

　　2020（令和2）年の年度報によると，児童相談所における児童虐待相談件数は205 044件で，年々増加しており，心理的虐待，身体的虐待の順で多くなっています．主な虐待者は，実母（47.4%）が最も多く，次いで実父（41.3%）となっています．

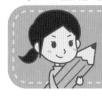

練 習 問 題

ⓐ 感染症発生動向調査

感染症発生動向調査で正しいのはどれか.

①医療法に基づいて行われる.

②一類から五類までの疾患の発生が全数把握される.

③患者の診断を行った医療機関は市町村長に報告する.

④感染症発生情報は感染症週報として公開・提供される.

[第94回（2008年）保健師国家試験問題（午前）67より引用]

ⓑ 感染症発生動向調査

2020（令和2）年の感染症発生動向調査による年間の性感染症（STD）報告数で最も多いのはどれか.

① 性器クラミジア感染症

② 尖圭コンジローマ

③ 性器ヘルペス

④ 淋菌感染症

[第106回（2017年）看護師国家試験問題（午前）2を参考に作成]

ⓒ 食中毒統計調査

2021（令和3）年の食中毒の病因物質で患者数が最も多いのはどれか.

①ブドウ球菌

②ノロウイルス

③サルモネラ属菌

④腸管出血性大腸菌

[第94回（2008年）保健師国家試験問題（午前）6を参考に作成]

ⓓ 国民健康・栄養調査

国民健康・栄養調査で正しいのはどれか.

①食物摂取状況を調べる.

②医療に対する満足度を把握する.

③老人保健法に基づいて実施されている.

④国民健康保険の被保険者が対象者である.

[第93回（2007年）保健師国家試験問題（午前）16より引用]

ⓔ 国民健康・栄養調査

国民健康・栄養調査で把握できるのはどれか. 2つ選べ.

①健康寿命

② BMI の平均値

③タンパク質の必要量

④喫煙習慣者の割合

⑤支出に占める食料費の割合

[第103回（2017年）保健師国家試験問題（午後）32より引用]

ⓕ 保健統計調査

保健統計調査で正しいのはどれか.

①国民健康・栄養調査に血液検査は含まれない.

②国民健康・栄養調査ではがん検診の受診者数について調査する.

③学校保健統計調査では，肥満傾向児の出現率について調査する.

④感染症発生動向調査では，サルモネラ菌による食中毒患者数について調査する.

[第95回（2009年）保健師国家試験問題（午後）33を参考に作成]

練習問題の 解　答

ⓐ 正解：④

①× 感染症発生動向調査は，感染症法に基づいて行われています．

②× 一類～四類感染症と新型インフルエンザ等感染症，五類感染症のうち法で定められたものが全数把握対象疾患です．

③× 患者の診断を行った医療機関は最寄りの保健所に届け出る必要があります．

④○ 感染症発生情報は感染症週報として公表されます．

ⓑ 正解：①

性器クラミジア感染症が最も多く，次いで性器ヘルペス感染症，淋菌感染症，梅毒，尖圭コンジローマの順になっています．

ⓒ 正解：②

ノロウイルスによる食中毒患者数が最も多くなっています．

ⓓ 正解：①

国民健康・栄養調査は，身体の状況，栄養摂取状況，生活習慣について調査を行います．健康増進法に基づいて実施されており，層化無作為抽出された地区の世帯・世帯員が対象となっています．

ⓔ 正解：②，④

国民健康・栄養調査では，身長，体重，喫煙などについて調査されます．BMIは体格を表す指数で，身長と体重から求めることができます $\left[\text{BMI}=\dfrac{\text{体重（kg）}}{\text{〔身長（m）〕}^2}\right]$．

ⓕ 正解：③

①× 国民健康・栄養調査では，血液検査も含みます．

②× がん検診の受診者数については，国民生活基礎調査によって調べられます（→6章1-2）．

③○ 学校保健統計調査では肥満傾向児の出現率についても調査されます（→6章1-5）．

④× 食中毒患者数については，食中毒統計調査によって明らかとなります．

3. 医療経済統計

医療にかかったお金がわかる！

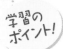

● 国民医療費について理解しよう

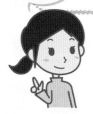

重要な統計用語

国民医療費
医療機関などで傷病の治療にかかった費
用を推計したもの（保険診療の対象にな
らないものなどは除く）．

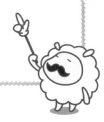

医療経済統計とは，医療にかかる費用負担についての統計です．医療は人の健康や命にかかわる必要なものですが，多くの費用を必要とします．年々，国民の医療に必要なお金は増加しています．看護・保健の分野では，疾病予防のための保健指導や健康診断受診の促進などに力を入れ，医療費の増加を抑えることが求められています．

1. 国民医療費

▶国民医療費って？

皆さんは病院を受診したとき，費用のすべてではなく，一部だけを支払っていますよね．これは**医療保険制度**というしくみで成り立っています．この制度を支えるために調べられるのが**国民医療費**です[1]．医療機関などで傷病の治療にかかった費用[2]を，**毎年**，厚生労働省が年度ごとに推計しています．

国民医療費に含まれない費用は，介護保険法による訪問看護の費用，保険診療の対象とならない評価療養[3]，選定療養[4]，傷病の治療費にはならない正常な妊娠・分娩に要する費用，健康の維持・増進を目的とした健康診断・予防接種などに要する費用，固定した身体障害のために必要とする義眼や義肢に要する費用などです[5]．

▶かかった費用の内訳

2019（令和元）年度の国民医療費は**44兆3895億円**で年々**増加**しており（図6-5），人口1人あたりの国民医療費は**35万1800円**となっています．国民医療費の国内総生産®に対する比率は**7.9％**，**国民所得®に対する比率は11.1％**となっています（図6-5）．

財源別には，**保険料**[6]が**約半分**を占め21兆9426億円（49.4％），公費[7]が16兆9807億円（38.3％），その他が5兆4663億円（12.3％）で，患者負担は5兆1837億円（11.7％）となっています．

診療種類別にみると，**医科診療医療費**[8]が72.0％を占め，そのうち入院が38.1％，入院外が33.9％と入院のほうがやや高くなっています（図6-6）．

年齢階級別にみると，特に**65歳以上**が**約6割**（61.0％）を占めています．人口1人あたりでは65歳未満は**19万1900円**なのに対して，

※1　国民医療費については看護師・保健師国家試験でもよく出題されています．データの傾向を把握しておきましょう．
※2　傷病の治療にかかった費用：**医科・歯科の診療費**，**薬局調剤医療費**，**入院時の食事・生活医療費**，訪問看護医療費など．
※3　評価療養：先進医療，高度医療など．
※4　選定療養：特別の病室への入院，歯科の金属材料など．

※5　不妊治療については保険が適用されていませんでしたが，2022（令和4）年4月から保険適用となりました．人工授精などの一般不妊治療，体外受精・顕微授精などの生殖補助医療が含まれます．

●国内総生産＝GDP
●国民所得＝NI

※6　保険料：保険（健康保険や国民健康保険など）に加入している人が支払っているお金から支払われた料金．
※7　公費：国や地方公共団体が負担する料金（つまり税金の一部）．
※8　医科診療医療費：医科，歯科，薬科（薬局調剤）などに分類した場合の「医科」の診療にかかった医療費で，例えば医療機関で病気やけがの治療のために支払われた費用などです．柔道整復やあん摩・マッサージ，補装具，はり・きゅうなど（療養費等）や入院時の食事や居住費など（入院時の食事・生活医療費）は含まれません．

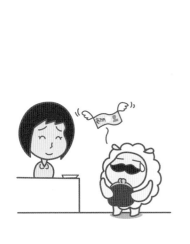

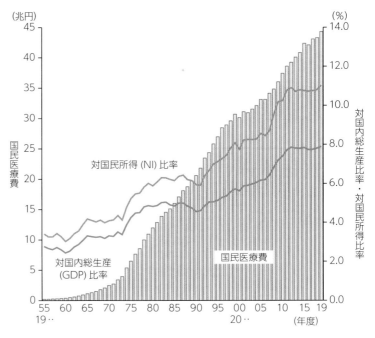

図6-5　国民医療費の年次推移

［「令和元（2019）年度 国民医療費の概況」（厚生労働省）（https://www.mhlw.go.jp/toukei/saikin/hw/k-iryohi/19/dl/data.pdf）より引用．年号は西暦表記とした］

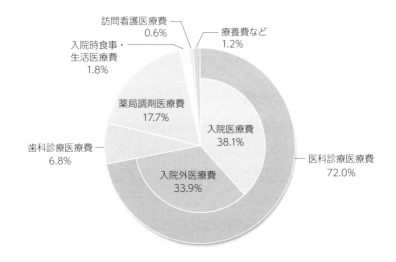

図6-6　診療種類別の国民医療費の構成割合

［「令和元（2019）年度 国民医療費の概況」（厚生労働省）（https://www.mhlw.go.jp/toukei/saikin/hw/k-iryohi/19/dl/data.pdf）より引用］

65歳以上は**75万4200円**となっており，高齢者の医療費は平均の約**2倍**，65歳未満の約**4倍**も高くなっています．

医科診療医療費を傷病分類別にみると，**循環器系の疾患**が最も高く，

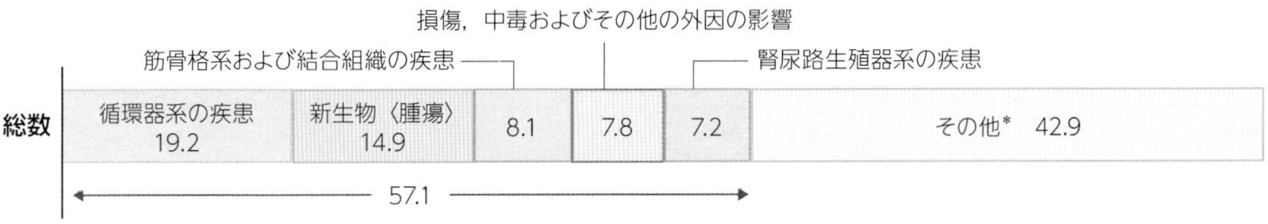

総数	循環器系の疾患 19.2	新生物〈腫瘍〉 14.9	8.1	7.8	7.2	その他* 42.9

筋骨格系および結合組織の疾患

損傷，中毒およびその他の外因の影響

腎尿路生殖器系の疾患

57.1

図6-7　傷病分類別の医科診療医療費の構成割合
注：傷病分類は，ICD-10（2003年版）に準拠した分類による.
＊上位5傷病以外の傷病.
〔「令和元（2019）年度 国民医療費の概況」（厚生労働省）（https://www.mhlw.go.jp/toukei/saikin/hw/k-iryohi/19/dl/data.pdf）
より抜粋して引用．値の単位は％〕

次いで新生物（腫瘍），筋骨格系および結合組織の疾患，損傷，中毒およびその他の外因の影響，腎尿路生殖器系の疾患の順となっています（図6-7）．65歳未満では**新生物（腫瘍）**（13.7％）が最も高く，65歳以上では**循環器系の疾患**（24.1％）が最も高くなっています.

2. 介護サービス施設・事業所調査

介護サービス施設・事業所調査は，介護サービスの内容や，介護サービスがどのような体制で提供されているかを調べるため，厚生労働省が**毎年**行っているもので，介護保険制度の施行に伴って実施されています．調査は，基本票[※9]，詳細票[※10]，利用者票[※11]について行われています.

介護保険施設の利用者は，男性よりも女性のほうが多く（77.4％），年齢階級が上がるほど多くなり，90歳以上（37.4％）が最も多くなっています〔2016（平成28）年〕.

※9　基本票：施設・事業所の状況.
※10　詳細票：介護保険施設の在所者数・従事者数，居室等の状況，居宅サービス事業所等の利用者数・従事者数など.
※11　利用者票：利用者の状況，要介護度，認知症高齢者・障害高齢者の日常生活自立度など.

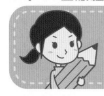

練 習 問 題

ⓐ 国民医療費

わが国の 2019（令和元）年度の 1 人あたり医療費が最も高い年齢階級はどれか.

① 14 歳以下

② 15〜44 歳

③ 45〜64 歳

④ 65 歳以上

［第 97 回（2008 年）看護師国家試験問題（午前）5 を参考に作成］

ⓑ 国民医療費

2019（令和元）年度の国民医療費で正しいのはどれか.

①総額がはじめて 35 億円を超えた.

②国民 1 人あたり医療費は約 35 万円である.

③国民所得に対する割合は約 3 ％である.

④財源の約半分は公費で賄われている.

［第 92 回（2006 年）保健師国家試験問題（午前）54 を参考に作成］

ⓒ 国民医療費

国民医療費に含まれる費用はどれか.

①予防接種

②正常な分娩

③人間ドック

④入院時の食事

［第 103 回（2014 年）看護師国家試験問題（午前）4 より引用］

練習問題の 解 答

ⓐ 正解：④

65歳以上の1人あたりの国民医療費は，ほかの年齢階級よりも圧倒的に高くなっています.

ⓑ 正解：②

2019（令和元）年度の国民医療費の総額は約44兆円，国民1人あたり医療費は約35万円，国民所得に対する割合は11.1％，財源の約半分は保険料で賄われています.

ⓒ 正解：④

入院時の食事は国民医療費に含まれます.

4. 疾病・障害の定義と分類

**みんなで使うものにはルールが必要.
疾病や障害の分類におけるルールとは!?**

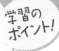

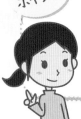

学習の
ポイント!

- 疾病の定義と分類について理解しよう

- 生活機能の定義と分類について理解しよう

重要な統計用語

国際疾病分類（ICD）
世界保健機関（WHO）による, 国際的に統一した疾病, 傷害, 死因の分類.

国際生活機能分類（ICF）
世界保健機関（WHO）による, 人間が生活していくための機能（体のしくみやはたらき, 活動と, 社会的な役割）の状況と能力を評価するための国際的に統一した分類.

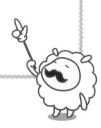

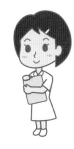

これまで学んできた保健にかかわる統計調査では，疾病や障害，死因などのデータを扱ってきました．このようなデータは，ほかの研究と比較できるように正確な書類として記録を残しておかなければいけません．このためには，しっかりとした疾病や死因の分類が必要です．看護師や保健師には正しい書類作成が求められます．世界や日本で使われている分類のしかたを確認していきましょう．

1. 国際疾病分類〜違う国のデータも比較できる

異なる国や地域，あるいは異なる時点で集められた疾病や死亡のデータを比較するとき，共通の原則やルールがないと困りますよね．そこで**世界保健機関（WHO）**によってつくられた世界共通の分類が**国際疾病分類（ICD）**です．正式名称を疾病及び関連保健問題の国際統計分類といい，標準的な国際分類となっています．

ICDははじめは1900（明治33）年に，国際統計協会により国際死因分類としてつくられました．以降，WHOによって約10年ごとに改定が行われ，**ICD-10**[1]は1990（平成2）年にWHO総会において承認されました．ICD-10は約14 000の分類項目からなっています（図6-8）．

● 疾病及び関連保健問題の国際統計分類＝International Statistical Classification of Diseases and Related Health Problems：ICD

※1 2019（令和元）年，WHO総会において新たにICD-11が承認され，2022年に正式に発行されました．ICD-11では最近の医学的知見が反映され，新たに6分類（大分類）が新設となります．

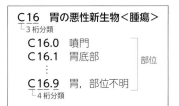

図6-8 ICD-10の分類項目の例
3桁分類（アルファベット1文字＋数字2文字）で疾病や傷害を，4桁分類（アルファベット1文字＋数字3文字）でさらに部位，原因も表すことができます．

日本の死因統計では，1995（平成7）年に**ICD-10**が採用され，ICD-10に準拠した**疾病，傷害及び死因の統計分類**[2]が作成されました．人口動態統計や患者調査などの公的統計のほか，医療機関での診療記録の管理などに用いられています．また，分類の項目を130にしぼって，日本の死因の状況を全体的に見やすくした**死因分類表（死因簡単分類）**がつくられています．

※2 2016（平成28）年からICD-10（2013年版）に準拠しています．近くICD-11が適用される見込みです．
● 人口動態統計 →5章2
● 患者調査 →6章1-3

2. 国際生活機能分類
～健康状態をまるごととらえる

障害について考えるとき，これまでは1980（昭和55）年に**世界保健機関（WHO）**が発表した国際障害分類（ICIDH）が使われていました．これは，障害のためにできなくなることと，社会的に生じる不利な点を整理したものです．いわばマイナス面に着目したこの分類から進んで，日常生活でできること（プラス面）やまわりの環境も含めた**国際生活機能分類（ICF）**が2001（平成13）年にWHOから提唱され，現在使われています（図6-9）．

●国際生活機能分類＝International Classification of Functioning, Disability and Health：ICF

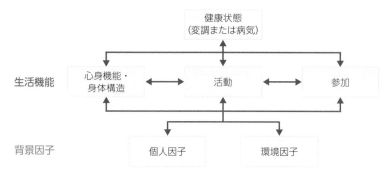

図6-9 ICFの構成要素間の相互作用
[「「国際生活機能分類－国際障害分類改訂版－」（日本語版）の厚生労働省ホームページ掲載について」（厚生労働省）（https://www.mhlw.go.jp/houdou/2002/08/h0805-1.html）を参考に作成]

ICFにおける**健康状態**の**構成要素**（表6-8）は，**心身機能・身体構造，活動，参加**の3つの生活機能と，それに影響を与える背景因子として**個人因子**と**環境因子**から成っています．健康状態を心身の問題だけでなく，環境とのかかわりからとらえるという特徴があります．ICFは，生活に必要な機能（身体の状態や社会的な役割など）の状況と能力について，障害のある人のみならずすべての人に対して分類することができます．

表6-8 健康状態の構成要素

<table>
<tr><th colspan="2">構成要素</th><th>内容</th></tr>
<tr><td rowspan="3">生活機能</td><td>心身機能・身体構造</td><td>心身の生理的機能と身体の解剖学的構造，運動機能，精神機能，視覚・聴覚など</td></tr>
<tr><td>活動</td><td>歩行，日常生活動作（ADL），家事・職業能力など</td></tr>
<tr><td>参加</td><td>家庭内の役割，社会的役割，就労，趣味・スポーツ，地域活動など</td></tr>
<tr><td rowspan="2">背景因子</td><td>個人因子</td><td>年齢，性別，価値観，ライフスタイルなど</td></tr>
<tr><td>環境因子</td><td>物的環境（建物・福祉用具など），人的環境，社会的環境，バリアフリーなど</td></tr>
</table>

練 習 問 題

ⓐ 国際疾病分類

国際疾病分類（ICD）について正しいのはどれか.

①日本の死因統計では平成7年（1995年）にICD-10が採用された.

②患者調査での疾病分類には用いられない.

③各種疾病の治療指針が示されている.

④国際疫学会が改訂を行っている.

［第102回（2016年）保健師国家試験問題（午後）22より引用］

ⓑ 国際生活機能分類

国際生活機能分類（ICF）の構成要素の関連図を示す.

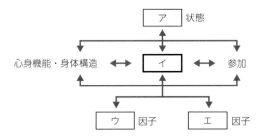

イ はどれか.

①個人

②健康

③環境

④活動

［第98回（2009年）看護師国家試験問題（午前）34より引用］

ⓐ 正解：①

①○ 日本においては1995（平成7）年，死因統計にICD-10が採用されました.

②× 統計法によってICDが人口動態統計や患者統計といった公的統計の統計基準として規定されています.

③× ICDは分類の体系であって，治療指針ではありません.

④× ICDの改訂はWHOによって行われています.

ⓑ 正解：④

図の空欄には，□ア□に②健康，□イ□に④活動，□ウ□もしくは□エ□に①個人もしくは③環境が入ります.

5. 情報処理

情報を適切に活用しよう！

学習の
ポイント！

- 情報処理の基礎について理解しよう

- 文献の検索と活用の方法について理解しよう

重要な統計用語

レコードリンケージ
ある患者の情報が複数の記録・データに
含まれている場合に，それらの情報を連
結すること．

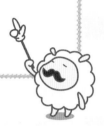

1. 情報処理の基礎

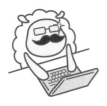

　情報処理とは，統計調査などから得られた多くの情報をコンピュータに入力して整理し，目的に応じた情報を得るための方法です．看護・保健の分野では，大量の情報のなかから人々の健康に役立つ情報を得て活用するために，情報処理は欠かすことのできないものとなっています．個人情報を扱うため，適切な管理・使用が求められます．

▶ データの電子化

　ノートなどに記録したデータをコンピュータで扱える形にすることを**データの電子化**といいます．看護・保健にかかわる業務や調査のデータは，コンピュータに入力することで電子化されます．診療録[※1]も今では**電子カルテ**が使われるようになりました．

　電子化されたデータはコンピュータやデータを保存している電子媒体の故障，誤操作などによって消えてしまう可能性があるため，必ず**バックアップ**をとることが重要です．

▶ 情報セキュリティ

　インターネットの普及により，病気に関するさまざまな情報を簡単に入手したり，インターネット上でコミュニケーションをとったり，データのやりとりをしたりすることも可能となりました．その一方で，**個人情報**[※2]**の保護**など，**情報セキュリティ**には十分に配慮しなくてはいけません．

　コンピュータ上にある個人情報の漏えいを防ぐためには，インターネットにつながないこと（**オフライン処理**●），データのファイルにパスワードを設定して，管理者以外が閲覧・編集できないようにすること，データのアクセス履歴を残すこと，多数の人がデータを保管しないこと，データを持ち出して自宅で作業をしないことなどが必要です．個人情報を含むデータは，氏名を削除して番号・記号へ置き換えて（**匿名化・暗号化処理**），個人が特定されないように管理することも重要です．

　2005（平成17）年に**個人情報の保護に関する法律（個人情報保護法）**が施行されており[※3]，個人情報を正しく取り扱うことで，個人の権利や利益を損なうことなく，情報を効果的に活用することが求めら

※1　診療録：診察経過を記録したもの．いわゆるカルテ．

※2　個人情報：氏名，生年月日など，特定の個人を識別できる情報（遺伝子のデータなども個人識別符号として含まれます）．なかでも人種や病歴といった要配慮個人情報は，取り扱いには特に注意が必要です．

● オフライン処理＝オフラインコンピュータ

※3　2017（平成29）年にこれを改正した改正個人情報保護法が施行．個人を特定できる情報として個人識別符号（遺伝子のデータ，指紋，基礎年金番号，運転免許証の番号など）が追加されました．

れています.

▶データベース

体系づけられたデータやファイルの集まりのことを**データベース**といいます．データベースに記録する内容の形式は統一されており（**標準化**），検索や閲覧などが簡単にできるようになっています．

これまでに学んできた保健統計調査のデータも，結果を整理して表にまとめた形式（統計表）でデータベース化されており，ポータルサイト e-Stat® から見ることができます．後述する文献検索データベースなどもよく使われるデータベースの一つです.

● e-Stat：政府統計の総合窓口（https://www.e-stat.go.jp/）

---

advance

お役立ちデータベース，NDBとKDB

保健の分野で活用可能なデータベースの例として，**レセプト情報・特定健診等情報データベース（NDB）**®があります．日本で行われている保険診療のほぼすべての**レセプト情報**※4と，40歳以上を対象に行われている**特定健診・特定保健指導**の情報からなる国民の健康情報データベースです．現在は，医療費の適正化を進めるための計画に使われています．個人の病歴などの情報が含まれていることから，現時点では国や行政機関による分析，審査を経た研究などに利用が限られています．

国保データベース（KDB）システムは，保健事業の計画や実施に役立てるために，**健診・保健指導**の結果や**医療**※5，**介護**※6の各種データを使って，統計情報や個人の健康に関するデータを作成※7するシステムです．地域の健康状況を確認したり，ほかの地域と比較したりすることができます．また，適正受診が望まれる者や優先的に保健指導を行うべき者などを判断して，効率よく，効果的に保健事業を行うことができます．

● レセプト情報・特定健診等情報データベース＝ナショナルデータベース，NDB

※4 レセプト情報：患者が受けた保険診療について，医療機関が医療費の保険負担分の支払いを保険者（健康保険組合など）に請求するための明細書（診療報酬明細書，調剤報酬明細書，訪問看護療養費明細書）の情報のことです.

※5 医療：傷病名，診療内容，診療日数など.

※6 介護：要介護・要支援状態の区分，利用サービスなど.

※7 国民健康保険団体連合会（国保連合会）が作成し，保険者等（市町村など）に提供されます.

---

2. レコードリンケージ
～データを連結して情報を増やす

ある患者の情報が複数の記録や異なる統計調査のデータなどに含まれているときに，個人同定情報※8を手がかりに照らし合わせて，2つ以上の記録・データを連結することを**レコードリンケージ**といいます．データの情報量を増やすことによって，1つの記録・データからでは得られない新たな情報を得ることができます．

例えば，喫煙者やがん検診の受診者の名簿とがん登録※9データを連結することによって追跡調査を行ったり，国民生活基礎調査と国民健康・栄養調査のデータを連結させて生活状況と健康状態の関係につい

※8 個人同定情報：被保険者番号などのID番号や個人番号などの共通項目．匿名化が行われていない場合は氏名・性別・年齢など.

※9 がん登録：がんと診断された人のデータを集めてデータベースにまとめ，分析を行うシステム.

て解析を行ったりできます.

3. 文献検索の方法と結果・データの活用

▶ 文献検索方法

　文献には，図書，論文，新聞・雑誌，インターネットの情報などがあります．インターネットの情報は信頼性が低い場合もあるので，作成者やデータの出典をよく確認して使うことが必要です．論文は**原著論文**※10，**総説・レビュー論文**※11，**会議録・予稿集・プロシーディングス**※12 などがあります.

　文献は，インターネット上にある**文献検索データベース**※13 を使って検索することができます．また Google Scholar※14 といった手軽な検索エンジンもあります．調べたい研究に関する語句を入力すると，関連した論文の一覧が表示されます．見つけた論文に使われている**キーワード**などを使って再び検索を行えば，さらに詳細な文献を検索することができます．一方，検索された文献が多すぎる場合には，原著論文に限定して再び検索を行うことで，査読を通過した科学的根拠（**エビデンス**）の高い情報のみを得ることができます.

▶ 結果・データの活用

　公表された論文などの著作物の情報は，著作権法に準じて**二次利用**することが可能です．正当な目的のために引用の必要性がある場合には，出典を明示すれば，必要最小限の範囲で著者の許可を得ずに文章の一部を**引用**※15 して利用することができます．文献を引用する際は，抄録・アブストラクト※16 の情報だけではなく，**必ず本文を読み**，用いられた方法や結果の解釈などの内容が適切かを確認することが必要です.

▶ 一次情報と二次情報

　一次情報は，ある目的のために直接調べられた情報で，調べた本人が書いた**原著論文**などをいいます．**二次情報**は，一次情報を整理してまとめたもので，**総説**などがあります.

　また，似たような言葉ですが，**一次資料**は，原著論文や総説などの

※10　原著論文：オリジナリティのある研究成果を伝える論文で，査読とよばれる審査の制度により，その成果や有効性が認められたもの.
※11　総説・レビュー論文：特定のテーマに関する先行研究をまとめて説明したもの.
※12　会議録・予稿集・プロシーディングス：学術会議（学会）での発表内容をまとめたもの.
※13　文献検索データベース：［国内］**CiNii Research**，メディカルオンライン，J-STAGE，［海外］**PubMed** など.
※14　Google Scholar：Google が提供している．学術文献の検索に特化した検索エンジン（https://scholar.google.co.jp/）.

※15　引用した部分を明確にして，誰の書いたどの著作物なのかの出所を明示する必要があります.
※16　抄録・アブストラクト：論文の要点を抜き書きしたもの.

雑誌に掲載されている文献そのものをいい，**二次資料**は，一次資料を
探すための文献検索データベースや索引集，一次資料の内容を要約し
た抄録誌などをいいます．

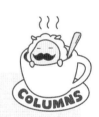

ビッグデータ〜有用な情報を掘り起こす！

さまざまな種類のデータを含んだ巨大で複雑なデータの集まり※17をビッグデータといいます．ビッグデータには，数字や文字列のデータ（構造化データ）だけでなく，テキスト，音声，画像，動画，位置情報などのデータ（非構造化データ）も含まれます．医療・保健の分野では，ゲノムデータなどの遺伝情報から，健康診断の結果（さまざまな検査データ），食事，運動，睡眠，喫煙，飲酒などの生活習慣の情報，脈拍・血圧などのバイタルデータなど，健康にかかわるさまざまな情報を含むビッグデータ（医療ビッグデータ）の活用が求められています．

収集した大量のデータを分析して，有用な情報を掘り起こすことをデータマイニング（DM）※18といいます．今後は，健康に関するビッグデータを解析することで疾病のリスクを個人ごとに予測して予防に役立てたり，ソーシャル・ネットワーキング・サービス（SNS）に書き込まれた膨大なテキストの情報から感染症の流行状況や原因などを調べたりすることができるようになると考えられています．

ビッグデータの利用のために注目されているのが，情報をいつでもどこでも迅速に安全に送受信できるICT（情報通信技術），体に身につけたウェアラブル端末の健康データをインターネットによって収集できるIoT（Internet of Things），人工的につくられた知能によって複雑な分析を行うことができる人工知能（AI）です．こうした技術の発展によって，統計データの収集・分析や活用のしかたが変わり，保健統計のあり方も大きく変わっていくかもしれません．

※17　リアルタイムにデータが収集されるので，速いスピードでデータの量はどんどん増えていきます．
※18　マイニングとは採掘する，発掘するという意味です．

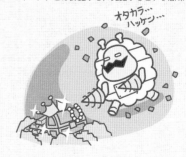

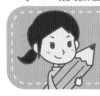

練 習 問 題

ⓐ 情報処理の基礎

基本健康診査のデータベースの取り扱いで適切なのはどれか.

①データの個人名はイニシャルで保存する.

②データへのアクセスにはパスワードを設定する.

③データのバックアップは関係者がそれぞれ保管する.

④データを持ち帰り自宅で作業する.

［第94回（2008年）保健師国家試験問題（午前）74より引用］

ⓑ 文献検索の方法と結果・データの活用

文献検索を行い, その結果見つけた文献を引用しながら論文を書いた. 適切でないのはどれか.

①抄録で内容が確認できたため本文を読まずに引用した.

②見つけた文献で使われていたキーワードで再検索した.

③該当文献が多かったため原著論文に限定して再検索した.

④出典を明示して筆者の許可を得ずに文章の一部を引用した.

［第98回（2012年）保健師国家試験問題（午前）31より引用］

ⓒ 保健統計

情報処理について誤っているのはどれか.

①データをコンピュータで使用可能な形にすることをデータの電子化という.

②体系づけられたデータやファイルの集まりのことをデータベースという.

③同じ形式のデータを連結することをレコードリンケージという.

④氏名の削除や番号・記号への置き換えのことを匿名化という.

［第100回（2014年）保健師国家試験問題（午後）18より引用］

練習問題の 解答

ⓐ 正解：②

　　個人情報の含まれるデータについては，個人が特定されないようにし，個人情報を保護しなければなりません．イニシャルでは匿名化できているとはいえないため，適切ではありません．匿名化，暗号化，パスワードの設定によるアクセスの制限などを行うことが望ましく，データを持ち出して自宅で作業したり，多数の人が保管したりすることはすべきではありません．

ⓑ 正解：①

　　①× 文献は抄録だけでなく，必ず本文を読んで，用いられた方法や結果の解釈などの内容が適切かを確認したうえで引用することが必要です．

　　②○ 見つけた文献で使われていたキーワードを使って再検索し，似たような内容の文献について調べることも重要です．

　　③○ 文献にはさまざまな種類がありますが，原著論文は査読といわれる審査を通過しているため有用性が認められており，最も価値があるとされている出版物なので，これを優先して用いることが望ましいです．

　　④○ 公開されている論文については出典を明示していれば，筆者の許可を得ずに引用することができます．

ⓒ 正解：③

　　ある患者の情報が複数の記録・データに含まれているときに，それらを連結することをレコードリンケージといい，形式の異なるデータを連結します．

参考文献

1）「楽しく学べる！看護学生のための疫学・保健統計 第2版」（浅野嘉延/著），南山堂，2013

2）「わかる＆使える 統計学用語」（大澤 光/著），アーク出版，2016

3）「物理基礎」（國友正和，他/著），数研出版，2011

4）「医師・看護師のための統計学ポイント＆アドバイス」（嵜山陽二郎/著），東京図書，2016

5）「統計学 第7版（系統看護学 基礎分野）」（高木晴良/著），医学書院，2016

6）「数学Ⅰ」（高橋陽一郎，他/著），啓林館，2011

7）「数学B」（高橋陽一郎，他/著），啓林館，2012

8）「化学基礎」（辰巳 敬，他/著），数研出版，2011

9）「疫学・保健統計学 第3版（標準保健師講座 別巻2）」（牧本清子，他/著），医学書院，2015

10）「マンガでわかる統計学」（大上丈彦/著 メダカカレッジ/監修），ソフトバンク クリエイ
ティブ，2012

11）「まずはこの一冊から 意味がわかる統計学」（石井俊全/著），ベレ出版，2012

12）「とある弁当屋の統計技師」（石田基広/著），共立出版，2013

13）「生化学 改訂第2版（栄養科学イラストレイテッド）」（薗田 勝/編），羊土社，2012

14）「はじめよう！統計学超入門（知識ゼロでもわかる統計学）」（松原 望/著），技術評論社，
2011

15）「まずはこの一冊から 意味がわかる統計解析」（涌井貞美/著），ベレ出版，2013

16）「なるほど統計学園高等部」（総務省統計局）（https://www.stat.go.jp/naruhodo/）

17）「看護学教育モデル・コア・カリキュラム」（文部科学省）（https://www.mext.go.jp/
component/a_menu/education/detail/__icsFiles/afieldfile/2017/10/31/1217788_3.pdf），
2017

18）川崎 茂：ナイチンゲールと統計．（総務省統計局）（https://www.stat.go.jp/training/
6kouryu/m15-1.html），2003

19）「看護研究（系統看護学講座 別巻）」（坂下玲子，他/著），医学書院，2016

20）「シンプル生理学 第7版」（貴邑冨久子，根来英雄/著），南江堂，2017

21）「岩波 生物学辞典 第4版」（八杉龍一，他/編），岩波書店，2006

22）「入門 統計学 第2版——検定から多変量解析・実験計画法・ベイズ統計学まで」（栗原伸一/
著），オーム社，2021

23）「生化学 第13版（系統看護学講座 専門基礎分野 人体の構造と機能2）」（三輪一智，中 恵
一/著），医学書院，2014

24）「よくわかる心理統計」（山田剛史，村井潤一郎/著），ミネルヴァ書房，2014

25）「Excelで学ぶ統計解析入門 Excel2016/2013対応版」（菅 民郎/著），オーム社，2016

26）「統計学がわかる（ファーストブック）」（向後千春，冨永敦子/著），技術評論社，2007

27）竹森幸一：統計学入門書にみられるFisherの直接確率法の両側確率と片側確率をめぐる混乱．
青森保健大雑誌，7：187-190，2006

28）「統計WEB」（社会情報サービス）（https://bellcurve.jp/statistics/）

29）「生物統計学入門——具体例による解説と演習」（石居 進/著），培風館，1995

30）「クエスチョン・バンク保健師国家試験問題解説 2016 第8版」（医療情報科学研究所/編），メ
ディックメディア，2015

31）「保健師国家試験のためのデータ・マニュアル 2016 第16版」（医療情報科学研究所/編），メ
ディックメディア，2015

32）「看護学生のための疫学・保健統計」（車谷典男，松本泉美/編），建帛社，2016

33）「第23回生命表（完全生命表）の概況」（厚生労働省）（https://www.mhlw.go.jp/toukei/
saikin/hw/life/23th/index.html）

34）「人口統計資料集 2021年改訂版」（国立社会保障・人口問題研究所）（https://www.ipss.
go.jp/syoushika/tohkei/Popular/Popular2021.asp?chap=0）

35）「シンプル衛生公衆衛生学2017」（鈴木庄亮/監 小山 洋，辻 一郎/編），南江堂，2017

36）「2023年版 医学書院 保健師国家試験問題集」（『標準保健師講座』編集室/編），医学書院，
2022

37）「なるほど統計学園9 グラフの作り方（上級編）」（総務省統計局）（https://www.stat.go.jp/
naruhodo/9_graph/index.html）

38）「令和2年国勢調査 調査の結果」（総務省統計局）（https://www.stat.go.jp/data/kokusei/2020/
kekka.html）

39)「平成27年国勢調査 ライフステージでみる日本の人口・世帯」（総務省統計局）（https://www.stat.go.jp/data/kokusei/2015/life.html）

40)「令和2年 労働力調査年報」（総務省統計局）（https://www.stat.go.jp/data/roudou/report/2020/index.html）

41)「保健統計・疫学 5版」（福富和夫，橋本修二/著），南山堂，2014

42)「最新保健学 公衆衛生・疫学」（野尻雅美/監 中野正孝/編），真興交易，2016

43)「疫学/保健統計（最新 保健学講座6）」（丸井英二/編），メヂカルフレンド社，2017

44)「事例問題から学ぶ看護疫学・保健統計学重要事項をねこそぎcheck！」（安武 繁/著），医歯薬出版，2016

45)「Statistical Handbook of Japan 2017」（Statistics Bureau）（https://www.stat.go.jp/english/data/handbook/pdf/2017all.pdf）

46)「国民衛生の動向2016/2017（厚生の指標 増刊 第63巻第9号）」，厚生労働統計協会，2016

47)「統計法について」（総務省）（https://www.soumu.go.jp/toukei_toukatsu/index/seido/1-1n.htm）

48)「統計学習の指導のために（先生向け）」（総務省統計局）（http://www.stat.go.jp/teacher/）

49)「消化器がん検診用語集」（日本消化器がん検診学会）（https://www.jsgcs.or.jp/publication/glossary/searches）

50)「ラ・スパ保健師2014（保健師国試対策）」（法橋尚宏/編），医学評論社，2013

51)「衛生学・公衆衛生学 第2版」（東洋療法学校協会/編 鈴木庄亮，他/著），医歯薬出版，2005

52)「国民生活基礎調査」（厚生労働省）（https://www.mhlw.go.jp/toukei/list/20-21.html）

53)「疾病，傷害及び死因の統計分類」（厚生労働省）（https://www.mhlw.go.jp/toukei/sippei/）

54)「疾病，傷害及び死因の統計分類の正しい理解と普及に向けて（ICD-10（2013年版）準拠）」（厚生労働省）（https://www.mhlw.go.jp/toukei/sippei/dl/ICD-10_2013_2802.pdf）

55)「令和3年（2021年）食中毒発生状況（食中毒統計資料）」（厚生労働省）（https://www.mhlw.go.jp/content/ 12401000/000915160.pdf）

56)「平成28年生活のしづらさなどに関する調査（全国在宅障害児・者等実態調査）」（厚生労働省）（https://www.mhlw.go.jp/toukei/list/seikatsu_chousa_h28.html）

57)「平成25年度衛生行政報告例の概況」（厚生労働省）（https://www.mhlw.go.jp/toukei/saikin/hw/eisei_houkoku/13/）

58)「令和元年度介護保険事業状況報告（年報）」（厚生労働省）（https://www.mhlw.go.jp/topics/kaigo/osirase/jigyo/19/index.html）

59)「平成27年度地域保健・健康増進事業報告の概要」（厚生労働省）（https://www.mhlw.go.jp/toukei/saikin/hw/c-hoken/15/index.html）

60)「令和元年（2019）医療施設（動態）調査・病院報告の概況」（厚生労働省）（https://www.mhlw.go.jp/toukei/saikin/hw/iryosd/19/）

61)「平成28年介護サービス施設・事業所調査の概況」（厚生労働省）（https://www.mhlw.go.jp/toukei/saikin/hw/kaigo/service16/index.html）

62)「令和元年国民健康・栄養調査報告」（厚生労働省）（https://www.mhlw.go.jp/stf/seisakunitsuite/bunya/kenkou_iryou/kenkou/eiyou/r1- houkoku_00002.html）

63)「平成28年度衛生行政報告例の概況」（厚生労働省）（https://www.mhlw.go.jp/toukei/saikin/hw/eisei_houkoku/16/）

64)「令和2年衛生行政報告例（就業医療関係者）の概況」（厚生労働省）（https://www.mhlw.go.jp/toukei/saikin/hw/eisei/20/）

65)「令和2年度福祉行政報告例の概況」（厚生労働省）（https://www.mhlw.go.jp/toukei/saikin/hw/gyousei/20/index.html）

66)「平成28年我が国の保健統計（業務・加工統計）」（厚生労働省）（https://www.mhlw.go.jp/toukei/list/130-28.html）

67)「感染症発生動向調査事業年報2020年（令和2年）確定報告データ」（国立感染症研究所）（https://www.niid.go.jp/niid/ja/allarticles/surveillance/2270-idwr/nenpou/10904-idwr-nenpo2020.html）

68)「感染症発生動向調査週報（IDWR）」（国立感染症研究所）（https://www.niid.go.jp/niid/ja/idwr.html）

69)「学校保健統計調査 令和2年度（確定値）の結果の概要」（文部科学省）（https://www.mext.go.jp/b_menu/toukei/chousa05/hoken/kekka/k_detail/1411711_00004.htm）

索引

著者プロフィール (所属は執筆時のもの)

しろ と　あきよし
白戸 亮吉

2009年山形大学理学部生物学科卒業．2014年山形大学大学院理工学研究科博士後期課程修了．博士（理学）．静岡県立浜松南高等学校専門支援員（サイエンスエキスパート）などを経て，2016年より日本医療科学大学保健医療学部助教（現職），2021年よりIR推進室兼務．過去に看護研究を担当し，現在は医療保健統計学，生物学などを担当．専門は動物行動学で，この研究により深めた統計学の知識を活かし，保健統計学の指導を行っている．アリ類の多女王制進化について研究．

すず き　けん た
鈴木 研太

2012年埼玉大学大学院理工学研究科博士課程修了．博士（理学）．理化学研究所リサーチアソシエイト，科学技術振興機構ERATO研究員，宇都宮大学特任研究員などを経て，2015年より日本医療科学大学保健医療学部助教，2020年より准教授（現職），2021年より地域・社会活動センター副センター長兼務．医療保健統計学，疫学，公衆衛生学などを担当．ヒトを含む動物の行動とストレスの関係について研究．2009年度笹川科学研究奨励賞受賞．

ていねいな保健統計学　第2版

2018年10月 5日　　第1版 第1刷発行
2022年 2月15日　　第1版 第4刷発行
2022年11月 5日　　第2版 第1刷発行

著　者　　白戸亮吉, 鈴木研太
発行人　　一戸敦子
発行所　　株式会社 羊 土 社
　　　　　〒101-0052
　　　　　東京都千代田区神田小川町2-5-1
　　　　　TEL　　03 (5282) 1211
　　　　　FAX　　03 (5282) 1212
　　　　　E-mail　eigyo@yodosha.co.jp
　　　　　URL　　www.yodosha.co.jp/

© YODOSHA CO., LTD. 2022
Printed in Japan

ISBN978-4-7581-0976-5

ブックデザイン　　羊土社編集部デザイン室
印刷所　　　　　　三美印刷株式会社

羊土社　発行書籍

生理学・生化学につながる　ていねいな化学

白戸亮吉, 小川由香里, 鈴木研太／著
定価 2,200円（本体 2,000円＋税10%）　B5判　192頁　ISBN 978-4-7581-2100-2

医療者を目指すうえで必要な知識を厳選！生理学・生化学・医療とのつながりがみえる解説で「なぜ化学が必要か」がわかります．化学が苦手でも親しみやすいキャラクターとていねいな解説で楽しく学べます！

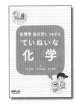

生理学・生化学につながる　ていねいな生物学

白戸亮吉, 小川由香里, 鈴木研太／著
定価 2,420円（本体 2,200円＋税10%）　B5判　220頁　ISBN 978-4-7581-2110-1

医療者を目指すうえで必要な知識を厳選！生理学・生化学・医療に自然につながる解説で，1冊で生物学の基本から生理学・生化学への入門まで．親しみやすいキャラクターとていねいな解説で楽しく学べます．

解剖生理や生化学をまなぶ前の　楽しくわかる生物・化学・物理

岡田隆夫／著, 村山絵里子／イラスト
定価 2,860円（本体 2,600円＋税10%）　B5判　215頁　ISBN 978-4-7581-2073-9

理科が不得意な医療系学生のリメディアルに最適！必要な知識だけを厳選して解説，専門基礎でつまずかない実力が身につきます．頭にしみこむイラストとたとえ話で，最後まで興味をもって学べるテキストです．

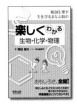

感染制御の基本がわかる微生物学・免疫学

増澤俊幸／著
定価 3,080円（本体 2,800円＋税10%）　B5判　254頁　ISBN 978-4-7581-0975-8

微生物の基礎知識から院内感染対策，手指消毒やマスクの脱着方法まで，将来医療に従事する学生にとって必要な知識をコンパクトにまとめた教科書．看護師国家試験に頻出の内容も網羅．臓器・組織別感染症の章も必見

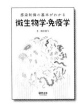

ぜんぶ絵で見る医療統計　〜身につく！　研究手法と分析力

比江島欣慎／著
定価 2,860円（本体 2,600円＋税10%）　A5判　178頁　ISBN 978-4-7581-1807-1

まるで「図鑑」な楽しい紙面と「理解」優先の端的な説明で，医学・看護研究に必要な統計思考が"見る見る"わかる．臨床研究はガチャを回すがごとし…？！統計嫌い克服はガチャのイラストが目印の本書におまかせ！

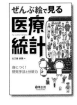

忙しい人のための公衆衛生　〜「なぜ？」から学ぶ保健・福祉・健康・感染対策

平井康仁／著
定価 2,970円（本体 2,700円＋税10%）　A5判　206頁　ISBN 978-4-7581-2368-6

国試に頻出だけど苦手！という学生のために，臨床につながる目線で根拠とポイントを解説した入門書．医学と行政，健康を守るしくみ，合理的な意思決定のための衛生統計が短時間で学べる．理解を助ける国試例題付き！

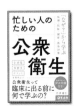